改善肠道
打造身体好免疫

蔡亚宏　罗云涛 主编

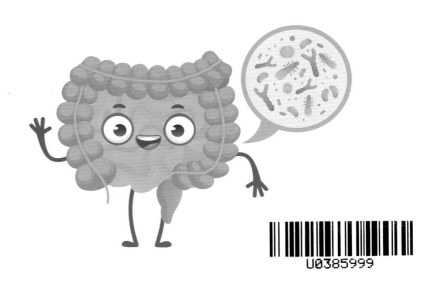

U0385999

黑龙江科学技术出版社
HEILONGJIANG SCIENCE AND TECHNOLOGY PRESS

图书在版编目（CIP）数据

改善肠道：打造身体好免疫 / 蔡亚宏，罗云涛主编
. —— 哈尔滨：黑龙江科学技术出版社，2023.4
ISBN 978-7-5719-1873-6

Ⅰ.①改… Ⅱ.①蔡…②罗… Ⅲ.①肠－保健－基
本知识 Ⅳ.① R574

中国国家版本馆 CIP 数据核字 (2023) 第 049471 号

改善肠道 打造身体好免疫
GAISHAN CHANGDAO DAZAO SHENTI HAO MIANYI

主　　编　蔡亚宏　罗云涛
封面设计　深圳·弘艺文化 HONGYI CULTURE
责任编辑　孙　雯
出　　版　黑龙江科学技术出版社
地　　址　哈尔滨市南岗区公安街 70-2 号
邮　　编　150007
电　　话　（0451）53642106
传　　真　（0451）53642143
网　　址　www.lkcbs.cn
发　　行　全国新华书店
印　　刷　哈尔滨市石桥印务有限公司
开　　本　710mm×1000mm　1 / 16
印　　张　11
字　　数　160 千字
版　　次　2023 年 4 月第 1 版
印　　次　2023 年 4 月第 1 次印刷
书　　号　ISBN 978-7-5719-1873-6
定　　价　45.00 元

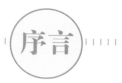

　　肠道是消化管中最长的一段，也是功能最重要的一段。一般来说，肠道包括小肠、大肠两部分。小肠主要进行大量的消化和吸收工作，大肠主要负责吸收水分和无机盐，形成粪便，再通过直肠经肛门将其排出体外。人体最大的免疫系统就是肠道，如果肠道运动不活跃，消化过程就不能很好地完成，人体就得不到充足的营养，从而易使肠内菌群失去平衡，导致身体老化，出现便秘、腹泻现象，甚至引发结肠癌、大肠癌、直肠癌等严重疾病。因此，养好肠道，才能更好地提升免疫力、提高抗病能力。

　　随着生活节奏的加快，人们的身体和精神都面临着更大的挑战与压力，经常不按时吃饭、熬夜加班、吸烟喝酒等，不规律的生活正慢慢吞噬着我们的身体，影响着肠道健康。甚至看似平常的一顿饭菜，竟然隐藏着影响肠道健康的致命杀手，导致肠道病患者逐渐增多。肠道疾病的发病原因很复杂，很多人的病都是吃出来的。有道是"病从口入"，饮食的不正确会为我们带来疾病的困扰。肠道疾病的治疗，也并不是简单靠药物就能做到的，如果饮食方面做得不好，再好的药物、再多的方法也无济于事。要想调理好肠道，就需从饮食习惯和生活习惯入手，做到正确有效的调养。

　　本书第一章为读者朋友介绍了肠道的基础知识，告诉读者改善肠道对提升免疫力的重要性；通过肠道健康情况自测，了解肠道疾病是怎么来的，为养好肠道、提升免疫力打下基础。第二章主要介绍肠道菌群平衡对肠道健康的重要性，提醒读者警惕肠道菌群失衡。第三、四、五章分别从饮食习惯、穴位保健、运动调养三方面介绍疏通肠道、清肠排毒的方法，可有效养护肠道，提高抗病能力，让自己百毒不侵。第六章提出了17种常见肠道病症的调理方案，让读者朋友在调养肠道的同时，能够正确对待各种常见肠道病症，对症调养，让自身的免疫力变得更强。最后，我们还特别介绍了不同人群保养肠道小妙招，为调养肠道、防治肠道疾病提供更好的保障。

通过合理的食疗、理疗，拥有健康好肠道绝不是幻想。但也需要提醒大家，养护肠道是每天都要注意的事，不能只是一时兴起，只有长期坚持才能起到良好的防治效果。

衷心祝愿所有人都能保养好肠道，拥有强大的免疫力，成功抵抗疾病侵袭。

此外，本书依托全国名老中医药专家陈新宇传承工作室建设项目（国中医药人教函[2022]75号）、湖南省发改委创新引导专项（湘发改投资2019-412号）、湖南省自然科学基金（2020JJ4474）、心病"四时调阳"重点研究室建设专项（湘中医药函[2020]51号）、（湘发改高技[2020]1006号）、湖南省科学技术厅重点领域研发计划（2019SK2321）、湖南省科技人才托举工程项目（2020TJ-N01）成果，特此致谢。

在这里需要提醒大家注意，推拿正骨、按摩、针灸、艾灸等方法要遵循医嘱，在专业医师指导下进行。文中涉及的运动训练强度及次数仅为参考，实际训练计划需要根据患者具体伤病及体能情况，由专业人员评定后再制定。

目录

第1章 健康要从"肠"计议

第 2 章　免疫系统正常的保障——肠道菌群平衡

第 3 章　良好的饮食习惯——保养肠道，提升免疫力

第4章　敲经按穴——疏通肠道，让自己百毒不侵

第5章　动起来——清肠排毒，提高抗病力

第6章 搞定肠道疾病，免疫力快速提升

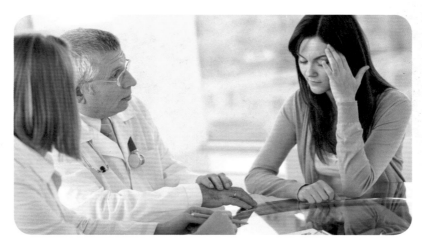

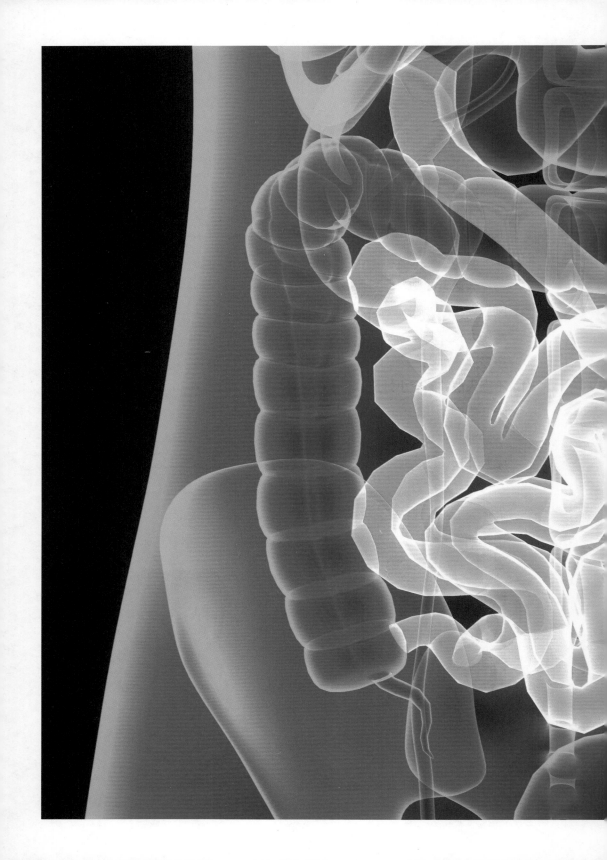

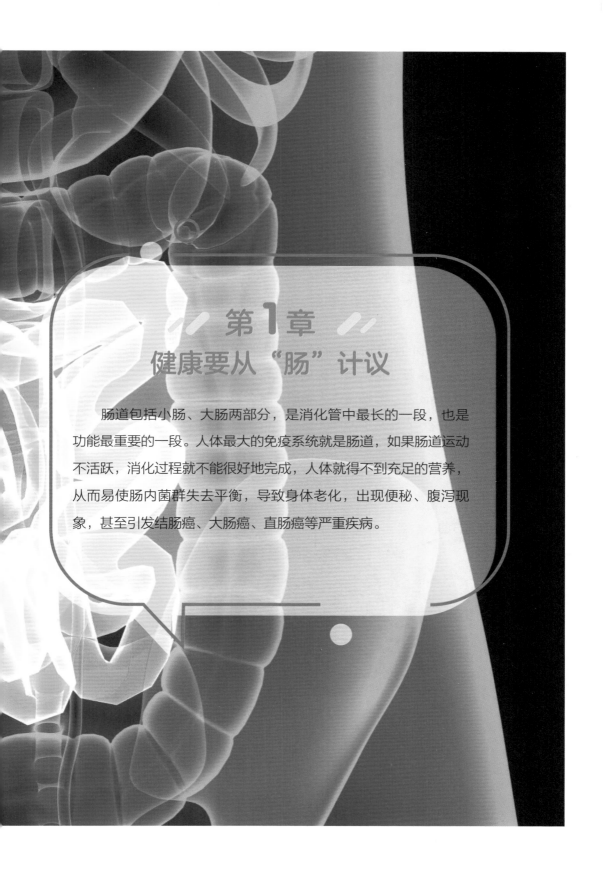

第1章
健康要从"肠"计议

　　肠道包括小肠、大肠两部分，是消化管中最长的一段，也是功能最重要的一段。人体最大的免疫系统就是肠道，如果肠道运动不活跃，消化过程就不能很好地完成，人体就得不到充足的营养，从而易使肠内菌群失去平衡，导致身体老化，出现便秘、腹泻现象，甚至引发结肠癌、大肠癌、直肠癌等严重疾病。

肠道的构造与功能

　　肠道包括小肠、大肠两部分。小肠包括十二指肠、空肠及回肠，主要负责消化和吸收，并把食物的渣滓输送到大肠；大肠包括盲肠（包括阑尾）、结肠、直肠，主要负责吸收水分和无机盐，形成粪便，最后将其由直肠通过肛门排出体外。

　　人类日常生活中的大部分病菌都是从嘴巴吃进去的，并且病菌进入人体各处的主要途径就是肠，这就是"病从口入"的原理。不难想象，肠道的健康取决于肠道的活动性。若病菌进入肠道，就会受到肠内有益菌群的抵抗，不能在短时间内侵入人体其他的循环系统，很快就随着大小便排出体外，自然不能致人生病。

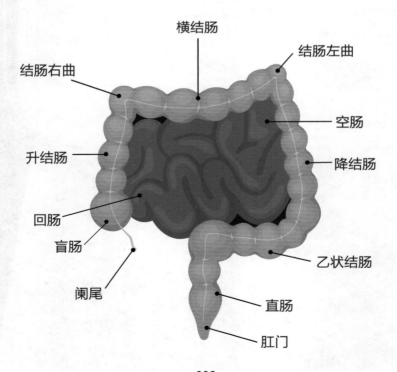

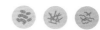

营养吸收靠小肠

食物在胃中完成初步消化后，就会进入小肠。食物在小肠内会被消化分解，大部分的营养物质也是通过小肠吸收的，进而被输送到全身各个组织器官，所以小肠被认为是人体的"营养吸收器"。

小肠由十二指肠、空肠和回肠组成。

十二指肠会分泌出一种黏稠状的碱性黏液，可起到保护肠黏膜的作用。

空肠会分泌大量的消化酶，吸收营养。

回肠含有丰富的血液和淋巴，主要用来吸收营养。

残渣处理有大肠

大肠接收小肠消化吸收后的食物残渣，再吸收其中多余的水分，分泌黏液，并使食物残渣形成粪便，经过肛门排出体外，所以大肠也被称为"残渣的处理厂房"。

大肠由盲肠（包括阑尾）、结肠和直肠组成。

结肠是介于盲肠和直肠之间的一段大肠，分为升结肠、横结肠、降结肠和乙状结肠。升结肠是腹部右侧上升的结肠部分；横结肠是结肠的横向部分，横于上腹部，在胃的下方；降结肠是腹部左侧的结肠部分；乙状结肠是结肠的末段部分，连于直肠。一旦消化后的食物进入这里，就表明身体所需营养的吸收过程已进入尾声。

盲肠位于腹部的右下方，是小肠和结肠的连接部位。

直肠长约12厘米，与肛门相连，在便前和便中是空的。

阑尾根部比较固定，连于盲肠的后内壁，远端为游离的盲端，位置不固定。

营养转化靠肠液

肠道能够快速地消化食物，不仅要依靠肠道的蠕动，还要依靠肠液来完成。肠液包括小肠液和大肠液，但大肠液主要成分为黏液、碳酸氢盐和少量的酶，对消化的意义不大，所以这里只介绍对消化有重要意义的小肠液。小肠液是指小肠黏膜腺分泌的消化液，含有多种酶，能进一步消化食物中的糖类、脂肪、蛋白质等。

小肠液的作用

小肠液是由幽门和十二指肠乳头之间的肠黏膜下层内的十二指肠腺和分布于全部小肠的黏膜层内的小肠腺分泌的。

成人每天分泌量：1.0 ～ 3.0 升

pH 值：7.8 ～ 8.0

主要成分：碱性黏液、溶菌酶、IgA、IgM、富含碳酸氢离子的分泌液、胰蛋白酶原

主要作用：碱性黏液有润滑作用，可保护肠黏膜免受胃酸侵蚀；胰蛋白酶原可被肠致活酶激活为具有活性的胰蛋白酶，促进蛋白质的消化和分解；溶菌酶能溶解肠壁内的细菌；IgA、IgM 可使小肠免受有害抗原物质的损害；富含碳酸氢离子的分泌液可以中和胃酸，使十二指肠内呈弱碱环境，为小肠内多种消化酶提供合适的 pH 环境。

大肠液的作用

大肠液由大肠黏膜表面的柱状上皮细胞和杯状细胞分泌，pH值为8.3～8.4，但对消化的影响不大，主要的作用是通过黏液蛋白保护肠壁黏膜和润滑粪便，并帮助粪便成形。

肠道是人体的免疫器官

肠道是阻止微生物危害人体的门户。肠道菌群会有序黏附在肠黏膜上，并有节制地繁殖，它们就像一层生物保护膜，能够有效阻止致病的微生物对人体的侵害。例如，乳酸菌是肠道内的一种有益菌，它具有强大的抗菌作用，能阻止肠道内的致病菌经过消化道侵入人体其他部位，并促使致病菌随人体大小便排出体外。

肠道内的双歧杆菌能增强巨噬细胞的活性和B细胞产生抗体的能力，能有效提高人体免疫系统的反应能力。此外，肠道还为人体内的其他免疫系统提供必需的营养。所以，肠道健康是身体拥有良好健康状态的保证。如果肠道功能降低，那么肠内的菌群会失去平衡，有害菌就可能会入侵身体其他部位，破坏人体免疫系统，引发各种疾病；而一些原本不致病的细菌也会失去控制，并大量繁殖或者扩散到体内的其他部位。此时，人体的免疫能力会被削弱，从而失去对病毒的抵抗力。

随着人体生理年龄的增长，肠道年龄也在增长，肠道内的有益菌和有害菌的平衡也逐渐在发生变化。一般来说，一个健康人的肠道年龄和生理年龄基本上是等同的，但如果生活习惯不良，如偏食、暴饮暴食、睡眠不足以及精神压力过大等，会导致肠内的有害菌大量繁殖，肠道内的菌群平衡被破坏，从而使人体免疫功能下降，诱发多种疾病，致使人体提前衰老。所以，我们在日常生活中要养成良好的生活与饮食习惯，多吃富含维生素和纤维素的蔬菜、水果、薯类、豆类、全麦等食物，这样能有效抑制有害菌群的繁殖，维持有益菌的平衡，从而保持肠道年龄年轻化，有效延缓衰老。

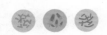

肠龄与健康息息相关

所谓"肠龄"，实际上就是随着生理年龄的增长，肠道内菌群分布变化的阶段反映。一个中年人可能有着年轻的肠龄，而一个年轻的人也可能会有着老龄化的肠道。但肠龄又是可调节的，只要方法和手段得当，我们人人都可以拥有年轻而健康的肠龄。

肠道有年龄

人除了生理年龄、心理年龄外，还有肠道年龄。肠龄是一个人肠道内菌群分布变化的阶段反映，为人体的"第三年龄"。

人们一出生，就与细菌结下了不解之缘。一个健康的婴儿出生后，他的肠道内充满了双歧杆菌、乳杆菌、大肠杆菌等细菌，种类达100多种，约10万亿个，其中双歧杆菌占细菌总数的90%~95%。此时他们的肠龄和生理年龄都为1岁，因此，一个人在1岁这段时间内的身体状态其实是最健康的。

肠道内的双歧杆菌和乳杆菌多，肠龄就更年轻，身体就更健康。而随着生理年龄的不断增长，肠道内的菌群也将出现变化，菌群的变化和人体的年龄有关，有害菌群的增加就会导致人体的老化，肠道菌群之间的平衡直接影响人体生理年龄的变化。大多数人长到10岁时，双歧杆菌就开始锐减；到成年时期，双歧杆菌所占的比例从40%逐渐下降到10%左右，肠道也开始老化；步入55~60岁这一年龄段，双歧杆菌等有益菌群数量再度减少；60岁后，只剩1%~5%；至临终前几乎完全消失，接近于零。

人体不同部位的细菌数量和种类都不同，而肠道内的细菌量却是最多的。肠道年龄往往是肠道菌群不平衡与平衡状态下所呈现的截然不同的高龄或低龄的状态。随着年龄的增长，肠道菌群会有所变化，年龄越大，菌群就越少，也越容易出现菌群不平衡的状况，有害物质也会随之增多，肠道的腐败过程也会加快，这些物质都会加速肠道老化。

而决定肠龄是否年轻的因素，主要是肠道里的两种菌——双歧杆菌和乳杆菌。

双歧杆菌能调整肠道菌群，及时清理肠道垃圾，加强营养吸收，清除衰老因子，是人体内的"清道夫"。

乳杆菌类细菌能帮助人体合成B族维生素、维生素K、叶酸等，以及食物中没有而人体又必需的维生素。

双歧杆菌和乳杆菌珠联璧合，阻止致癌物质亚硝胺的合成，使消化道免遭疾病的侵害。

人人都应该知道自己当下的肠龄，如此才能更好地养护肠道。肠道老化也并非无计可施，合理调节饮食结构，找出肠道老化现象的起因，养成良好的饮食习惯，及时舒缓不良的情绪，就可以让肠道"重返青春"。

测一测，你的肠龄有多大

看看下面哪些项与你符合，在符合项后的□内划√。

生活状态	
1. 烟瘾、酒瘾很大	□
2. 看起来比实际年龄老	□
3. 皮肤经常皲裂、起疹子	□
4. 心里总是感觉有压力	□
5. 有失眠的问题，睡眠时间不充足	□
6. 经常熬夜或加班	□
7. 经常会很郁闷、很苦恼，很少有开心的日子	□
8. 长期从事室内伏案工作，运动量太少	□

日常饮食	
1. 经常匆忙地吃早餐	☐
2. 不吃早餐	☐
3. 吃饭的时间不固定	☐
4. 很少吃蔬菜、水果	☐
5. 经常喝可乐、咖啡	☐
6. 每周至少有 4 次在外用餐	☐
7. 不喜欢喝牛奶或酸奶	☐
8. 爱吃肉食	☐
9. 挑食，很多东西都不吃	☐

肠道蠕动	
1. 大便时间不规律	☐
2. 经常便秘	☐
3. 经常感觉粪便没有完全排出去	☐
4. 有口臭的问题	☐
5. 感觉排出的粪便很硬	☐
6. 排出球状的粪便	☐
7. 有时会排出软便	☐
8. 排出的粪便颜色偏黑	☐
9. 排出的粪便有恶臭	☐
10. 排出的粪便直接沉到马桶底部	☐

测试分析

符合项有6项或更少：肠道年龄20岁，肠道功能正常，青春健康有活力。肠道健康维持得非常好，请继续保持。

符合项有7~11项：肠道年龄45岁，肠道略老化，健康亮起黄灯。稍微努力一下，你的肠道状况将会更好。

符合项有12～16项：肠道年龄70岁，肠道已经老化，健康亮起黄灯。必须多做一点努力，才能让肠道保持健康状况。

符合项有17项或更多：肠道年龄95岁，肠道极度老化，健康亮起红灯。肠道健康状况令人担忧，请积极改善符合的项目。

肠龄对应的健康征兆

当我们通过肠道内各类菌群的平衡程度，判断肠道的老化状态、现代生活病的发病率时，肠道年龄就是一个主要参数。因此，肠龄必然对应个人的健康状况，与每个人都密切相关。

比如偏食，或是不断加重的抑郁，都会导致肠道菌群失衡，这些人的肠道年龄就明显高于他们的生理年龄。

不注意养生保健，种种不良的生活方式，如作息无规律，不爱锻炼，沾染吸烟、酗酒等陋习，过重的精神压力等，可使肠道微生态环境失衡，"植被"退化而导致肠道提前老化。尤其是滥用抗生素等药物，将双歧杆菌等有益菌群杀得片甲不存，致使肠道微生态环境遭到重创，造成肠道早衰，大肠杆菌及腐败性细菌等有害菌群没有有益菌群的制约，便会乘机大肆生长繁殖，产生众多毒素。

这些毒素被吸收入血液后，会对心、脑、肝、肾、消化道、皮肤等重要脏器和组织造成致命伤害，引发大脑老化、慢性胃炎、消化性溃疡、慢性肠炎、便秘、慢性肝损伤、消化道癌症、肥胖、心血管病、糖尿病、风湿性关节炎、肾功能障碍、月经失调、不孕症、痔疮、痤疮等多种疾病。

健康人的肠道年龄与其生理年龄相差

不大，偏食、减肥、节食是重要致老因素。除这些原因外，饮酒、暴饮暴食再加上时不时的抑郁情绪，势必让肠道负担加重，导致肠道内的菌群平衡失调。

而且，长时间便秘引发的肠道内腐败发酵和有害菌群中的致癌物质增多、大便的异味大和肠胀气是这一时期的主要特征。

肠道老化的七大信号

肠道就像人体健康的一面镜子，当肠道受到毒素侵害，出现老化现象时，身体就会产生各种症状。这些症状就像是对我们发出的信号，提醒我们要注意肠道健康。

信号1：口臭

引起口臭的原因主要有三个：

①长期便秘会使腹部堆积宿便，宿便在有害菌的作用下会产生各种毒素。当毒素扩散到口腔和鼻咽部时，可能引起与口腔相关的疾病，并引发腐败性的口臭，而且毒素还会侵害人体的中枢神经，导致免疫功能失调、代谢紊乱，从而加重口臭。

②消化不良引发的肠胃疾病，也会导致口臭。

③蔬果摄入太少，喜欢吃油炸或重口味的食物，会导致肠道因无法排出宿便而积累毒素，进而侵害消化系统，引发消化不良或慢性炎症，从而出现酸臭性口臭。

信号2：腹泻

腹泻是指排便时粪便呈水状或泥状，伴随着大量水分排出，当粪便中的水分超过90％时，就是明显的腹泻症状。

 精神紧张

当人体承受巨大压力时，会使自主神经功能出现异常，导致肠道蠕动紊乱，从而引起腹泻。

饮食不干净
通常腹泻是在吃了不干净的食物后出现，因为食物中的细菌会导致肠道内病原菌迅速繁殖，且不断刺激肠道黏膜，使肠道无法吸收，这时肠道就会通过腹泻的方式将食物残渣排出，所以腹泻常常是肠道自我保护的防御措施。

消化不良
如果经常暴饮暴食，大量摄取高蛋白、难以消化的食物，这些食物就会在肠道内腐败和发酵，不断刺激肠道黏膜，从而引起腹泻。

患了某些疾病
溃疡性结肠炎或大肠癌等会导致肠道黏膜异常，无法正常吸收水分，因此会经常腹泻。

信号 3：胀气

胀气是肠道中无法消化的食物腐败后形成的一种气化生理反应。这些气体含有毒素，如果体积过大，会进入血液而引起中毒。此外，如果这些气体无法从肠道排出去，就会流回到胃里，引起胃部和肠部扩张，导致打嗝。打嗝很容易将毒素气体推至口中，产生难闻的臭味和酸味。

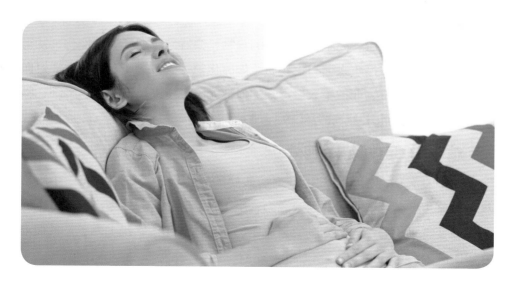

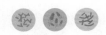

信号 4：皮肤粗糙、暗沉

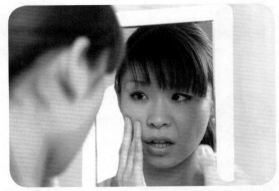

皮肤能保护内脏和调节体温，也是人体最重要的排毒器官。当堆积在肠道中的毒素无法从粪便中排出时，就会渗入血液，进入皮肤，通过皮肤表层排出，从而引起皮肤暗沉、黄褐斑等各种皮肤症状。

①吃肉太多，体液呈现酸性，乳酸和尿素增多，乳酸分泌到皮肤表面，酸性物质就会侵蚀皮肤表层，使得皮肤粗糙，失去弹性。

②宿便堆积，促进毒素被肠壁吸收，导致肠道代谢紊乱，内分泌失调，使得肌肤失去光泽、出现各种色斑。

③肠胃代谢不良，高脂肪、高蛋白饮食，会使肠道堆积过多的毒素，并随着血液进入血管中，且试图通过皮肤毛孔排出毒素，导致面疱、暗疮。

④暴饮暴食，导致肠道的消化吸收能力减弱，营养无法运送到身体各部分，使得头皮皮脂腺功能失调，导致头发干燥、枯黄。

信号 5：头痛

大量摄入高蛋白、高脂肪、高糖的食物，会导致肠道环境酸性化，使得肠内有害菌活跃，产生大量有害物质（如硫化氢等），这些有害物质通过血液流到身体各部位，而携带大量毒素的血液无法运送充足的氧气到脑部，脑部就会缺氧，从而引发头痛等症状。

信号 6：身体酸痛、疲劳

明明没有伏案工作，却出现肩膀酸痛的症状；走一点路或爬一小段楼梯，就产生疲劳感；上班时缺乏活力，坐下就想睡……如果你出现了以上症状，就要特别小心了，因为肠道老化引起的身体酸痛症状找上你了，且很难在短时间内消除。

信号 7：暴躁、抑郁

便秘会影响人的情绪，使精神备感压力。因为便秘会产生大量的宿便，进而产生各种毒素，这些毒素会使人情绪暴躁、抑郁。反之，习惯性的负面情绪也会破坏肠道菌群的平衡，不断增加肠道有害菌的数量，因此肠道菌群的平衡会进一步恶化，除了便秘，其他的症状也会相继出现。

养好肠道，青春不老

要想肠道青春不老，就一定要注意饮食和日常的生活习惯，注意膳食纤维和益生菌的补充。人体最容易生病的器官是大肠，肠道可谓是人体内最大的微生态环境，它的正常运作对人体的健康有着举足轻重的影响。

养肠，让我们肠道里满满地运行益生菌、制造益生菌，让肠龄青春不老，其实并不难。一定要合理调节饮食，一日三餐必不可少，按时按点进食是对肠道最基本的保护。

- **早餐**：一定要吃，速度不宜过快，要保持在 10 分钟以上。
- **午餐**：不要暴饮暴食，吃饭时间最好固定。
- **晚餐**：最好吃清淡点，粗粮为首选。

一日三餐的饮食最好做到粗细、荤素合理搭配，尤其是要常吃谷类、薯类、豆类、蔬菜、瓜果等富含膳食纤维的食物。

经常吃些大蒜、洋葱、洋蓟、芦笋、谷类、大豆及其制品，这些食物都含有低聚糖，既能促进肠道有益菌群的生长，又能调控脂肪和胆固醇的代谢，减少体脂沉积。

另外，还要坚持适度的锻炼，根据自身的身体条件来选择适合自己的运动。或用手按摩腹部、做腹式深呼吸等都有助于肠道的蠕动，可以清除体内的粪便，对于维持肠道菌群的平衡有很好的效果。

大便反映人体健康状况

大便的形态、颜色以及排便次数可以很好地反映人体的健康状况。

 黑色大便
大便发黑，常见的原因有：食管静脉曲张、食管有异物、溃疡病、急性胃炎等消化系统疾病；新生儿出血症、血友病、白血病等血液疾病；败血症、伤寒等全身感染性疾病。

 红色大便
出现大便带血的情况时最好到正规的医院进行检查。大便带血最常见的原因有：肛裂、肛管直肠损伤、直肠息肉、痔疮。

 茶色稀泥状大便
虽然颜色是健康的，但却为腹泻形态，表示身体有异状。如果便中带有血液、黏液的话，十之八九是消化不良。

 茶色硬柱状大便
这是便秘现象。假如大便是茶色硬柱状，则属于便秘初期，诊治时不必急于灌肠，只要改善饮食，即可恢复香蕉状的正常大便。

 茶色香蕉状大便
这是形状、色调均正常的理想大便，也是健康状况良好的象征，说明肠胃功能好，不必担心会生病。

 绿色大便
一般而言，发生绿色便的原因包括大便酸性太强，使胆汁胆红素呈绿色色调；也可能是食物中毒导致急性肠炎，因肠菌失衡，无法正常分解食物，而使大便呈绿色，也就是胆红素的黄色无法充分显色，以致大便不能呈正常色调。

肠道疾病怎么来的

长期无规律饮食

长期不吃早餐、高能量的饮食习惯或暴饮暴食，都会打乱肠道正常的消化规律，诱发或加重相应的肠道疾病。

长期高脂肪的饮食

过量食用动物性食物可能增加大肠恶性肿瘤的发生率，因为过多的饱和脂肪会促使胆汁分泌加快，而胆汁在进入肠道后，其中的初级胆汁酸在肠道厌氧细菌的作用下就会转变成脱氧胆酸及石胆酸，这两种物质均是促癌剂，可以促使肠道黏膜癌变。

有抽烟习惯、饮酒过量

吸烟可使肠道运动功能紊乱，造成蠕动亢进或抑制，加重腹泻或便秘症状。而饮酒过量会导致肠道内有益菌减少、有害菌增多，打乱肠道菌群平衡，诱发肠道疾病。

熬夜、睡眠常不足

在睡眠中，副交感神经处于优势地位，能让大肠的蠕动变得活跃。如果经常熬夜或睡眠不足的话，就会导致自主神经失调，引发排便异常。

压力过大

肠道和大脑之间有着密切的联系。当精神感受到巨大压力时，肠道就会因紧张而痉挛，从而导致便秘或腹泻等情况。

运动量不足

肠道的前后分别是腹肌和腰大肌，一旦运动量不足，可能会造成腹部和腰部肌肉衰退。长此以往，容易导致肠道蠕动减慢，甚至影响正常的排便。

疏于进行详细检查

有些人认为便秘、腹泻不是什么大事，因此错过了治疗重大疾病的绝佳时机。此外，当医生建议做进一步详细检查时，一定要照做。

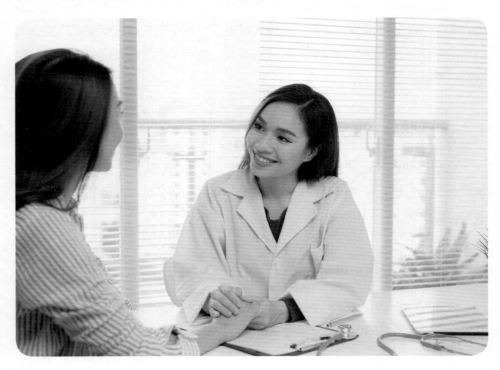

肠道的健康状况自测

想要知道自己的肠道是否健康，除了去医院做肠道检查外，还可以根据自身反映出来的各种症状，判断肠道是否出现了病症。认真观察自己的身体变化，然后记录下来，关注自身健康。

症状	是	否
1.时而腹泻时而便秘，腹泻时为水样，便秘时黏液较多		
2.秋冬季节容易发生疼痛，位置在上腹偏右		
3.稍有受凉或饮食不当就腹泻		
4.饭后立即腹泻，吃一顿泻一次		
5.常有反酸现象		
6.饭后两小时左右出现胃痛，甚至半夜疼醒，吃东西可缓解		
7.有腹胀感，有便意，但排不出便		
8.突然消瘦		
9.饮食不当或受凉后发生腹痛、腹泻，还伴有呕吐、畏寒发热		

测试分析

如2、5、6项选"是"，说明您的十二指肠出问题了，可能患有十二指肠溃疡或者十二指肠炎。

如1、3、4、7、8项选"是"，您可能患有过敏性肠炎。

如9项选"是"，可能是急性肠胃炎或急性痢疾导致您出现这种症状。

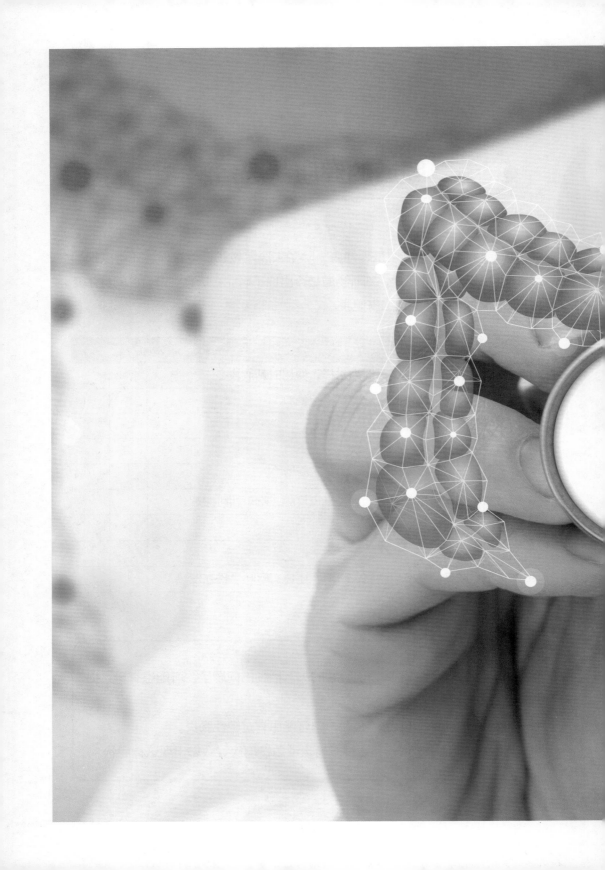

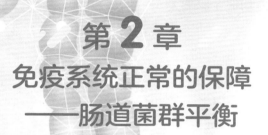

第 2 章
免疫系统正常的保障
——肠道菌群平衡

肠道菌群平衡指的是在肠道中存在的多种微生物的比例是相对平衡的。这种平衡是肠道保持正常功能的必需因素，也是免疫系统正常的保障。

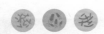

肠道是座"菌工厂"

肠道菌群能制造营养物质，指挥人体代谢，维持正常的免疫功能，影响人体健康。

当有益菌占主导地位时，肠道健康蠕动，身体抵抗力较强；当有害菌数量过多时，中间菌也会被"带坏"，我们的肠道菌群就会失衡，并且容易出现胃肠道症状，影响健康。

细菌并非都是有害的，人体本身就是一个巨大的"细菌工厂"。即使是有害的细菌，也并非一接触就会得病。人体与细菌打交道的地方主要是皮肤、呼吸道和胃肠道。手洗得再干净，上面也会有细菌。这些细菌是否会致病，与细菌的性质、细菌的数量、人体的抵抗力有关。

在肠道菌群中，有提供"正能量"的"有益菌"，有爱"作怪"的"有害菌"，还有一群"中立、敏感"的"条件致病菌"。人体需要时，肠道菌群还会化作人体的"健康卫士"，捍卫人体健康。这些细菌经过胃酸的过滤后，形成以乳酸菌、大肠杆菌、厌氧菌、芽孢杆菌等为主的肠道菌群，穿越小肠后会有一部分居住在小肠，而绝大部分会居住在我们的大肠内。

有益菌是肠道菌群中的"正能量"，以双歧杆菌、乳酸菌最被人熟知，能够促进肠道蠕动、抑制有害细菌。而肠道菌群的小世界内还有有害菌，如沙门氏菌，它们是正常存在的，与有益菌对抗，一旦大量生长就会引发疾病。而除了益生菌和有害菌外，还有中间菌，这些菌说得好听是"中庸分子"，说得难听是"墙头草"，它们当中最具代表性的是大肠杆菌。

肠道菌群的正常运作、良性竞争，对身体大有好处。首先能为人体提供营养素，并促进蛋白质、矿物元素等营养物质的吸收；其次是利用菌群的竞争机制，形成人体的抵抗力。当外来细菌入侵人体，肠道菌群与之竞争，有益菌够"强壮"可使有害菌被淘汰出体外，不影响人体的正常运转。

如果肠道菌群均衡失调，人就会出问题。有益菌敌不过有害菌或条件致病菌时，表现为细菌感染，出现腹泻、腹痛、呕吐、发热等胃肠道疾病的症状。肠道菌群的长期失衡会影响人体健康。经常吃快餐、泡面等垃圾食品的人，好菌几乎都被消灭，免疫力较差，糖尿病风险高；长期只吃红肉的人，导致产气荚膜梭状芽孢杆菌过多，免疫力降低，大便发出恶臭，患动脉粥样硬化、心肌梗死、脑梗死等疾病的风险高。

哪些情况会导致肠道菌群失衡？

- 长期饮食不均衡。例如过多摄入肉类、长期吃不健康食品等。

- 摄入被细菌污染的食物。抵抗力降低，使条件致病菌"变坏"，或摄入有害菌过多，肠道菌群失衡，出现腹泻症状。

- 年龄增长。随着年龄增长，部分有益菌减少、有害菌增加，身体免疫力减弱。

- 服用某些药物。过量服用抗生素导致肠道菌群失衡，免疫力下降。

- 胃肠功能障碍。器质性原因导致肠道菌群失衡，免疫力下降。

我们要正确认识、看待细菌，这样不但不会被细菌所伤，还能好好利用肠道菌群为健康"服务"。对于有害菌、条件致病菌，应认清其"病从口入"的传播途径，减少接触，同时更要适当摄入有益菌。

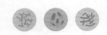

运化健康的益生菌

　　益生菌，是以双歧杆菌为代表的人体有益菌的统称。益生菌在人体里浩浩荡荡地运行着，是一个庞大的有益于我们人体健康的菌群落。益生菌主要以益生菌酸奶的形式出现于我们的生活中，医疗科技工作者通过对益生菌的活细胞、死细胞，在除菌后所进行的一系列培养液环境下的生物反应，以及双歧杆菌在不同人肠道转运过程中的生存率研究，发现人体在每天补充益生菌的情况下，有利于维持肠道微生态的平衡。

　　2002年，联合国粮农组织（FAO）和世界卫生组织（WHO）对益生菌的共同定义是：当摄入足够数量时，对宿主（人或动物）健康有益的活体微生物。在这个阵列庞大的益生菌方阵里，包含两歧双歧杆菌、婴儿双歧杆菌、长双歧杆菌、短双歧杆菌、青春双歧杆菌、保加利亚乳杆菌、嗜酸乳杆菌、干酪乳杆菌干酪亚种、嗜热链球菌。

　　益生菌产品包括含益生菌的酸奶、酸奶酪、酸豆奶，以及含益生菌的口服液、片剂、胶囊、粉末剂等。目前世界上开发出的功能最强的益生菌产品主要是以乳酸菌、双歧杆菌、放线菌、酵母菌等各类微生物组成的复合活性益生菌。

　　补充益生菌有助于平衡肠道菌群、恢复正常的肠道pH值，并且抑制有害菌在肠内的繁殖。益生菌可以通过促进肠道蠕动，刺激肠道内的免疫功能，将过低或过高的免疫活性调节至正常状态，并改善排便状况。益生菌这种免疫调节的作用也被认为有助于抗癌与抑制过敏性疾病。基于益生菌所具有的丰富营养价值，很多含有益生菌的食品颇受大众的喜爱和追捧，酸奶和普洱熟茶是其中的代表。

酸奶不像药品一样具有很快的疗效，但是长期饮用会对身体产生益处。酸奶因为含有有益人体的益生菌，而且口感好、便于饮用，所以很受人们喜爱。酸奶的最佳饮用时间为饭后，因为有食物中和胃酸，更有利于活菌顺利到达肠道发挥作用，所以饭后饮用效果最佳。但是胃酸过多的人、胃肠道手术后的患者和重症胰腺炎患者不宜多喝益生菌酸奶，以免加重病情。

市面上不少含有益生菌的奶制品大都以益生菌的含量来定价，含量越高的价格越贵。但是，益生菌并非越多越好，维持体内菌群平衡才是良好的状态，过多的益生菌只会被排出体外，不会对人体产生作用。

普洱熟茶的益生菌群是在熟茶发酵的过程中形成的。长期饮用普洱熟茶能养胃，调节新陈代谢，促进血液循环，平衡人体功能，还有减肥美容的效果。

将益生菌做成微生态制剂，它就成为了保健药品。2011年国家制定《可用于婴幼儿食品的菌种名单》，有嗜酸乳菌、动物双歧杆菌、乳双歧杆菌、鼠李糖乳杆菌、罗伊氏乳杆菌、发酵乳杆菌、短双歧杆菌，但益生菌的服用也应先咨询医生。

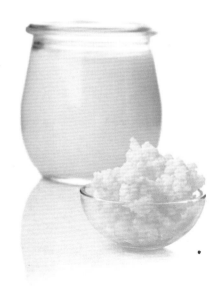

让肠道远离大肠杆菌

对于大肠杆菌，我们需要和它们和谐共处，还需要从源头上控制住它们，不让它们进入肠道。大肠杆菌能运动，无芽孢，它侵入肠道后，主要在十二指肠、空肠和回肠上段大量繁殖。大肠杆菌的肠道外感染，多为内源性感染，以泌尿系感染为主，如尿道炎、膀胱炎、肾盂肾炎，也可引起腹膜炎、胆囊炎、阑尾炎等。

大肠杆菌可侵入血液，引起败血症。早产儿，尤其是出生后30天内的新生儿，易患大肠杆菌性脑膜炎。年老体弱、慢性消耗性疾病、大面积烧伤患者，也是最易感染大肠杆菌的人群。

大肠杆菌中的某些血清型细菌，能引起腹泻，其中鹅肠产毒性大肠杆菌会引起婴幼儿腹泻，出现轻度水泻，也可呈严重的霍乱样症状。腹泻常为自限性，一般2～3天即愈，营养不良者可达数周，也可反复发作。因此，一定要预防大肠杆菌进入肠道。可采取下面的方法。

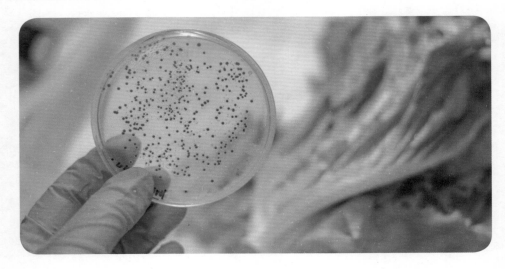

- 保持居住环境，尤其是及厨房的清洁，并把垃圾妥善弃置。

- 保持双手清洁，经常修剪指甲。

- 进食或处理食物前，应用肥皂及清水洗净双手，如厕后亦应洗手。

- 自来水煮沸后再饮用。

- 应从可靠的地方购买新鲜食物。

- 避免进食高危食物，例如未经消毒处理的牛奶，以及未熟透的肉类食品。

- 烹调食物时，应穿清洁、可洗涤的围裙，并戴上帽子。

- 食物应彻底清洗。

- 易腐坏食物用盖盖好，存放于冰箱中。

- 生的食物及熟食，应分开处理和存放，避免交叉污染。

- 冰箱应定期清洁和化霜，温度最好保持在 4℃或以下。

- 若食物的所有部分均加热至 75℃，便可消灭大肠杆菌。

- 不要徒手处理熟食；如有需要，应戴上手套。

- 食物煮熟后应尽快食用。

- 如有需要保留吃剩的熟食，应该加以冷藏，并尽快食用。食用前应彻底加热。变质的食物应该丢弃掉。

- 体质弱、衰老、出差、旅游等状态下，可以补食乳酸菌，预防大肠杆菌的发病。

认识幽门螺杆菌

幽门螺杆菌是一种对人体构成很大威胁的坏菌，也是一种能导致细胞癌变的细菌。在生活中，人们要防范这种细菌，减少它在幽门部位的存活机会。

幽门螺杆菌是一种坏菌

幽门螺杆菌是一种与慢性胃炎、胃溃疡和胃癌密切相关的微需氧菌，这种菌只会盯着人，只在人体的胃肠部存活。人体的胃部因为胃酸的存在，极少有菌在胃里面存活，但幽门螺杆菌却能在胃里生长。幽门螺杆菌自身有一种适应胃部环境的酶和蛋白，这是它在高浓胃酸环境下生存的依仗，幽门螺杆菌依仗着这种优势，让自己常常隐藏在胃黏膜上皮表面和胃黏液的底层。

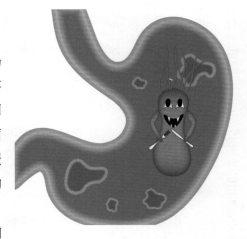

幽门螺杆菌是一种感染人体胃部的螺旋状细菌，这种菌表面非常光滑，其一端有4～6根鞭毛，靠着鞭毛的摆动，为其祸乱我们身体的行动提供了动力，让它常常快速穿过胃黏液层，覆盖在胃黏膜上。

现代医学发现：幽门螺杆菌会在胃和十二指肠黏膜处生长，引起黏膜炎症，破坏胃黏膜，轻者导致胃炎，重者导致溃疡，甚至引发胃癌或胃部淋巴瘤。

我们之所以对它避之不及，是因为幽门螺杆菌这个可恶的家伙是会传染的。感染幽门螺杆菌后，若不进行治疗，几乎终身处于持续感染中。幽门螺杆菌感染概率会随着年龄增长而增长，所以一旦感染了，一定要趁早治疗，以绝后患。

幽门螺杆菌的传染力很强，可通过手、食物、餐具、粪便等途径传染。所以，日常饮食要养成良好的卫生习惯，预防感染。1994年，国际癌症研究机构还得出幽门螺杆菌"有致癌作用"的结论。而世界卫生组织把它列为一类致癌菌。

如何预防幽门螺杆菌的传播感染

幽门螺杆菌的传染性极强，在生活中让很多人恐慌。但是我们只要在生活中做好对这种坏菌的有效预防，还是能躲开它对我们的骚扰的。

预防口腔传播

幽门螺杆菌在很多情形下都是经口腔进入以祸害我们身体的。生活中曾有1岁孩子患上胃病的事，肚子里有了幽门螺杆菌，医生很好奇，觉得对于这么小的孩子这是根本不可能的事，但诊断却又的确如此。原来是因为很多隔辈老人疼孩子，常常把自己嚼碎的食物喂给孩子，因此孩子感染幽门螺杆菌的机会很多。也有不少爸妈给孩子喂食时习惯用嘴吹凉食物，这也有可能传播自己口腔里的菌。因此，要注意口腔卫生，防止菌从口入。

预防唾液传播

一家人，或一群聚到一起的朋友，共享一桌子菜品美食，如果不分餐，没有使用公筷，极易通过各自的筷子将唾液传播到菜品食物里面，形成唾液的相互传播，这也是幽门螺杆菌非常常见的一个传播途径。

因此，要从意识上、日常就餐习惯上，改变用餐方式，选择分餐制或使用公筷。

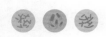

预防饮用水传播

研究发现，世界上一些地域的饮用水里面也会存在幽门螺杆菌，而且幽门螺杆菌可在自来水中存活4~10天。因此，在生活中，要注意喝开水不喝生水，吃熟食不吃生食，牛奶则要在消毒后再饮用，等等。

预防饮食不当传播

坚硬、不易消化，生冷酸辣、油炸刺激，烟熏、腌制的食物，少吃。

不洁、变质的食物，极易导致幽门螺杆菌感染，不碰为好。

幽门螺杆菌感染者日常吃什么

限制多渣食物，如油煎、油炸食物以及含粗纤维较多的。避免吃芹菜、韭菜、豆芽、火腿、腊肉、鱼干及各种粗粮。这些食物粗糙、不易消化，但经加工制成菜泥等易消化的食物后可以食用。

应选用易消化，含足够热量、蛋白质和维生素丰富的食物。如稀饭、细面条、牛奶、软米饭、豆浆、鸡蛋、瘦肉、豆腐和豆制品；含维生素A、维生素C和B族维生素的食物，如新鲜蔬菜和水果等。这些食物可以增强机体抵抗力，有助于修复受损的组织。反酸多的患者应少饮牛奶。

不吃刺激胃酸分泌的食物，如肉汤、生葱、生蒜、浓缩果汁、咖啡、酒、浓茶等，以及过甜、过酸、过咸、过热、生、冷、硬的食物。甜食可增加胃酸分泌，刺激肠道溃疡面而加重病情；过热食物更可直接刺激肠道溃疡面，引起疼痛，致使溃疡面血管扩张而引起出血；辛辣食物也可刺激肠道溃疡面；过冷、过硬的食物不易消化，可加重病情。

警惕肠道菌群失调

　　肠道菌群失调，最常见的现象是便秘、腹泻交替，这是一种很麻烦也很可怕的事情。

　　在正常情况下，每个人的排便是有一定规律的，或每天一次，或隔日一次。但当一个人的肠道菌群失调后，会打破这种有规律的大便习惯，便秘时常常是三四天大便一次，而腹泻又常是每日四五次，甚至更多。便秘、腹泻交替着充满生活中的每一天，在马桶上的那一刻，或"便"意未尽、排便不畅，或泻到浑身没劲儿。这是我们肠道内菌群数量和比例失调的情形下，在我们的身体上所反映出来的一种状态。

肠道菌群为什么会失调

　　正常人肠道中的菌群主要为厌氧菌，少数为需氧菌，前者约为后者的100倍。存在于肠道的正常菌群为类杆菌、乳杆菌、大肠杆菌和肠球菌等，还有少数过路菌，如金黄色葡萄球菌、绿脓杆菌、副大肠杆菌、产气杆菌、变形杆菌、产气荚膜杆菌、白色念珠菌等。

　　在正常情况下，肠道内的微生物互相依存、互相制约，维持平衡，保持一定的数量和比例。然而，当我们在自身抵抗力降低的情况下，尤其是长期大量使用广谱抗生素、免疫抑制剂、肾上腺皮质激素、抗肿瘤药物和放射治疗的人群，会使肠道内的正常菌群被抑制，从而引起数量减少，或耐药的过路菌过量繁殖，造成肠道菌群失调。

一个人肠道内的菌群比例失调，按其严重程度可分为Ⅲ度：

- 第Ⅰ度：肠道正常菌群，如大肠杆菌及肠球菌减少，但为暂时性和可逆性减少，一旦菌群失调的病因去除后可自然恢复。
- 第Ⅱ度：肠道正常菌群显著减少，过路菌过量繁殖，引起菌群失调的症状。
- 第Ⅲ度：肠道正常菌群被抑制而消失，被过路菌替代，引起感染症状，即菌群交替症，如应用后引起难辨梭状芽孢杆菌所致的伪膜性肠炎。

肠道菌群失调的预警信号

很多时候，肠道菌群失调是直肠癌所发出的一个十分重要的报警信号。这种便秘和腹泻交替出现，持续性的且原因不明，非常值得我们警惕。

对应肠道菌群失调后的腹泻与便秘交替，一个人身上会出现多种疾病，很多时候肠结核、局限性肠炎、肠易激综合征等一些慢性肠道炎症性疾病会接踵而至。

另外还有大肠癌，特别是右半结肠癌，也常会让便秘和腹泻交替出现，此时，大便的隐血试验将持续呈阳性状态，有时还会伴以右腹部出现肿块、压痛，常易误诊为阑尾包块。

这一情形下，常见的肠功能紊乱可分为腹泻型、便秘型和腹泻便秘交替型，并伴有腹痛、发热、消瘦。临床研究发现，22%的痢疾患者在发病一两年后，会因情绪紧张造成便秘和腹泻交替，发生持续性肠功能紊乱，而且有10%的人会染上肠易激综合征。

腹泻与便秘交替：溃疡性肠结核、结肠癌、不完全性肠梗阻、结肠憩室炎、便秘，甚至为糖尿病并发症。

腹痛、大便不规则、便秘和腹泻交替：排便次数增多、黏液便、里急后重、便血、贫血、消瘦等。而肠梗阻时，还可出现腹痛、腹胀、恶心、便秘、呕吐等。

慢性疾病、腹泻与便秘交替：肠结核、肠易激综合征、糖尿病性自主神经病变和结肠、直肠瘤或癌。

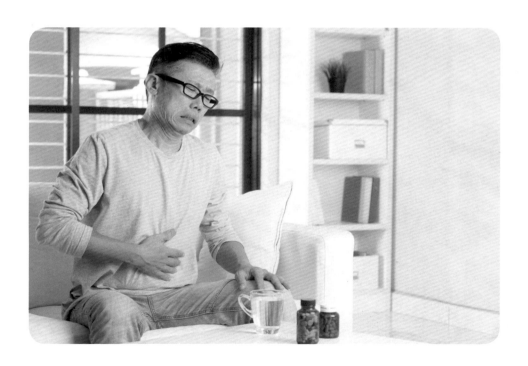

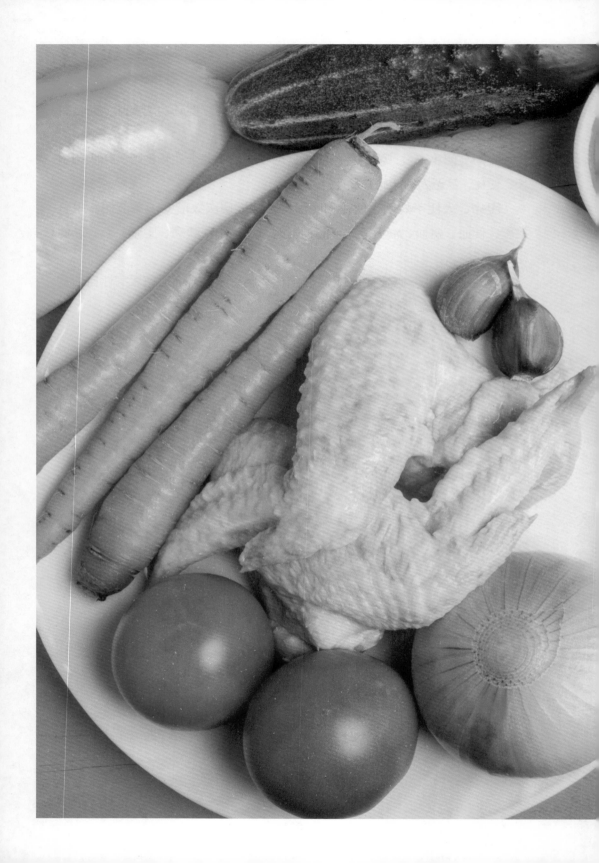

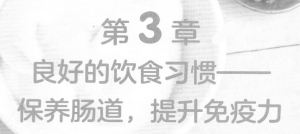

第3章
良好的饮食习惯——
保养肠道，提升免疫力

　　肠道疾病三分靠治，七分靠养，养好肠道主要依靠日常调理，而其中最重要的就是日常的饮食调理。遵循合理而健康的饮食原则，能够帮助肠道正常运转，减少肠道疾病，身体才会更健康。

肠道最爱的营养素要记牢

膳食纤维——促进肠道蠕动，通便排毒

膳食纤维可以清洁肠道内壁、增强消化功能，同时有助于排出有害物质，从而保护肠道、预防大肠癌的发生。正常情况下，建议成年人每日摄取25~35克膳食纤维。富含膳食纤维的食物有银耳、口蘑、木耳、紫菜、黄豆、扁豆等。膳食纤维缺失会导致肥胖、便秘、口臭、腹胀、腹痛等。

— 银耳 —

— 口蘑 —

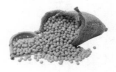

— 黄豆 —

维生素 A——预防肠道溃疡

维生素A有助于增强免疫系统功能，参与胃内上皮组织的正常代谢，可保护胃黏膜，对胃溃疡有预防和辅助治疗的作用。正常情况下，建议男性每日摄取800微克，女性每日摄取700微克。动物的肝（羊肝、牛肝、猪肝）、蛋（蛋黄）及奶都含有维生素A，尤以肝中含量最为丰富。预防及治疗胃溃疡，以维生素A与维生素E的结合食材更有效果。

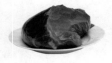

— 牛肝 —

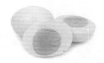

— 蛋黄 —

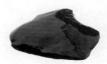

— 猪肝 —

维生素 B_1——促进肠道蠕动，增进食欲

维生素 B_1 能抑制胆碱酯酶的活性，有利于肠胃正常蠕动和消化腺分泌，促进食物消化与吸收。建议男性每日摄取1.5毫克，女性每日摄取1.2毫克，孕妇及乳母每日摄取1.5~1.8毫克。猪牛肉、肝、肾等，全麦、糙米、新鲜蔬菜、豆类等食物中富含维生素 B_1。谷类在除麸皮与糖的过程中，维生素 B_1 会损失很多，因此在日常饮食中应注意多摄入粗粮。

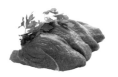
—— 牛肉 ——

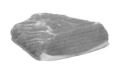
—— 猪肉 ——

—— 糙米 ——

维生素 B_2——促进肠道对营养的吸收

维生素 B_2 对于肠道的主要功效是促进肠道对食物的消化和吸收，改善消化不良和便秘等症状。维生素 B_2 的主要食物来源有：动物性食物，如猪肉、动物肝脏、鸡蛋；水产品，如鳝鱼、河蟹、鲑鱼；植物性食物中的菌藻类食物如蘑菇、香菇、海带、紫菜，绿色蔬菜如菠菜、小白菜、苋菜、紫菜、荠菜、空心菜；五谷杂粮、牛奶及乳制品、坚果等。但植物性食物的维生素 B_2 在光的影响下，易被破坏。成年人每日的维生素 B_2 摄入量约为1.6毫克。需要注意的是，由于维生素 B_2 多余的部分不会蓄积在体内，所以需要每日补充。

—— 香蕉 ——

—— 猕猴桃 ——

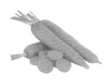
—— 胡萝卜 ——

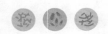

维生素 B₆——提高肠道抗病能力

维生素B₆参与糖代谢、神经递质代谢和血红蛋白的合成，可提高机体的免疫力，稳定情绪。维生素B₆对于肠道的主要功效是加速肠道蠕动，促进消化、吸收功能，提高肠道的抗病能力。

维生素B₆的主要食物来源有动物内脏（如猪肝、牛肝、牛肾、牛心）、肉类（如羊肉、牛肉、鸡肉）、谷物（如面包、米、黄豆）、水果（如香蕉、樱桃、柚子、葡萄、橙子、菠萝）、坚果（如花生、核桃）、蔬菜（如土豆、南瓜、生菜、豌豆、菠菜）。成年男性每日的维生素B₆摄入量约为1.6毫克，成年女性每日的摄入量约为1.4毫克。

由于维生素B₆在人体内只能停留8小时，所以应分次补充。

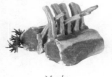
—羊肉—

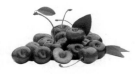
—樱桃—

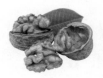
—核桃—

维生素 C——加速肠道蠕动，预防消化系统癌症

维生素C可以加速肠道蠕动，促进消化，保护肠道和增强肠道的抗病能力。正常情况下，成人及孕早期妇女应每日摄取100毫克维生素C，中、晚期孕妇及乳母应每日摄取130毫克。维生素C的主要食物来源有新鲜水果（如猕猴桃、柚子、柑橘、橙子、苹果、香蕉、草莓、山楂）和蔬菜（如芥蓝、菜花、红椒、黄椒、藕、菠菜）。维生素C以药片方式补充的效果比从膳食中摄取的效果要差一些，由于机体对维生素C的摄取量有限，多次服用的效果比一次口服同样剂量的效果要好。

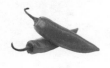
—红椒—

—猕猴桃—

—橙子—

维生素 E——缓解肠道压力,促进溃疡面愈合

维生素E能够帮助消化,还能缓解肠道压力,促进溃疡面的愈合,并且能够降低肠道溃疡的复发率。维生素E的主要食物来源是未精制过的植物油、小麦胚芽、鲜酵母、肉(如鸡肉、猪肉、虾)、奶(如牛奶、酸奶)、蛋(如鸡蛋、鹌鹑蛋)、绿色蔬菜(如龙须菜、包菜、花菜、生菜、菠菜)、坚果(如腰果、核桃、花生、杏仁)、水果(如苹果、香蕉、柚子、橘子、桃、梨)、黄豆及其他豆类。成年人每日的维生素E摄入量为10~12毫克。

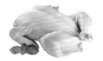
—— 鸡肉 ——

—— 牛奶 ——

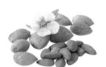
—— 杏仁 ——

钙——增进食欲,促进消化

钙对于肠道的主要功效是加速肠道蠕动、促进消化,并防止多种肠道癌症。钙的主要食物来源有奶类(如奶酪、牛奶)、豆制品(如大豆、豆腐)、海产品(如鱼松、虾米、海带、紫菜)、瘦肉类(如猪肉、牛肉、羊肉)、蔬菜类(如大白菜、小白菜、油菜、黄豆芽、荠菜)等。成年人每日的钙摄入量为1000毫克。需要注意的是,钙的摄入要适量,钙的摄取量过多时会影响镁的吸收。

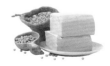
—— 豆腐 ——

—— 海带 ——

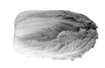
—— 大白菜 ——

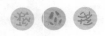

铜——增强肠道的抗氧化能力

铜对于肠道的主要功效是能够保持血管弹性，减少脂质氧化，增强肠道的抗氧化能力。铜广泛存在于各种食物中，主要食物来源是牡蛎、贝类及坚果（如花生、核桃、腰果），五谷（如小麦、玉米、燕麦、荞麦）、动物肝脏（如猪肝、鸡肝）、蔬菜（如大白菜、萝卜苗）、肉类（如猪、牛、羊瘦肉）、鱼类（如鲫鱼、鲤鱼、鲈鱼）、豆类（如黄豆、红豆、绿豆）等食物中含量次之。成年人每日的铜摄入量约为0.9毫克。需要注意的是，铜的摄入要适量，如果铜摄取过量，会造成血管硬化。

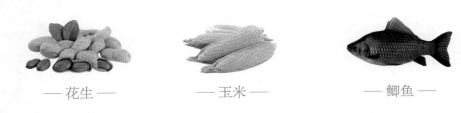

— 花生 —　　　　　— 玉米 —　　　　　— 鲫鱼 —

硒——保护肠黏膜

硒能够保护肠黏膜，预防肠道疾病，增强人体免疫力。

硒能够有效抑制活性氧的生成，清除体内的自由基，阻止肠黏膜坏死，促进肠黏膜的修复与溃疡的愈合，预防肠炎、肠黏膜溃疡等消化系统疾病。正常情况下，成年人每日应摄取50毫克硒。在食物中，动物内脏的含硒量较多，如猪肾、鸡肝、鸭肝等；还有各类海产品，如海虾、带鱼等。

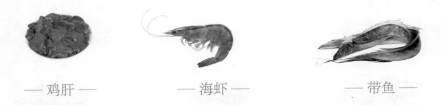

— 鸡肝 —　　　　　— 海虾 —　　　　　— 带鱼 —

钾——促进肠道蠕动

钾能够促进肠道蠕动，防止肠麻痹，可治疗厌食症及多种肠道疾病。

成年人每日从膳食中摄入的钾量为2000毫克，儿童为1600毫克。人体的钾主要来自食物，如豆、瘦肉、乳、蛋、土豆、绿叶蔬菜、茶叶、葵花子、谷物、水果（如香蕉、橘子、柠檬、杏、梅等）中含钾丰富。高钠食物会导致血压升高，故平时宜少吃，增加钾的摄入量有利于钠的排出。

 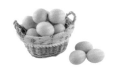

—— 香蕉 ——　　　—— 鸡蛋 ——　　　—— 柠檬 ——

镁——维护肠道功能

镁具有维护肠道功能的作用，可以促进肠道的消化功能，提高肠道对营养物质的吸收。碱性镁盐可中和胃酸。镁在肠腔中吸收缓慢，可促进水分潴留，起到导泻作用。低浓度镁可减少肠壁张力和蠕动，有解痉作用，并能对抗毒扁豆碱的作用。正常情况下，成年人每日摄取330毫克镁。含镁丰富的食物有：豆类，如黄豆、黑豆等；其他蔬菜及食物，如雪里蕻、冬菜、苋菜、荠菜、紫菜；坚果类，如花生、核桃等。

 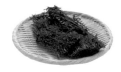

—— 苋菜 ——　　　—— 紫菜 ——　　　—— 核桃 ——

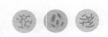

常见的饮食种类按需求选择

普通饮食

普通饮食与正常人平时所食用的饮食基本相同。住院患者采用普通饮食所占比例最大。如果体温正常，咀嚼能力无问题，消化功能无障碍，在治疗上无特殊的饮食要求，又无任何饮食禁忌的患者，都可接受普通饮食。

普通饮食的热量及营养素含量必须达到每日饮食供给量的标准。最好每日摄入热量2000～2500千卡。每日提供70～90克蛋白质，占总热量的12％～14％，其中优质蛋白质应占蛋白质总量的50％以上。食物应尽量制作得美观可口，注重色、香、味，以提高患者食欲，并促进消化吸收。避免使用一些较难消化、具有刺激性及易胀气的食物，如油炸食品、过于辛辣及气味浓烈的调味品等。

软食

软食是介于半流质和普通饮食之间的一种食物，如面条、软饭、饺子、包子、馒头、苋菜、番茄、豆腐等。

这种食物质软、易咀嚼，烹调时要切碎、炖烂、煮烂，比普通饮食更容易被人体消化吸收。适用于牙齿咀嚼不便、不能食用大块食物、肠道吸收能

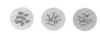

力稍弱者，以及低热、伤寒、痢疾、急性肠炎等恢复期病人。一般来说，软食每日所提供的热量为1800～2200千卡。在食物材料上，最好挑选粗糙的膳食纤维，也可挑选较硬的肌肉纤维含量较少的食物，但要使它们软化。食物一定要达到易咀嚼、易消化、比较清淡、少油腻的要求。切忌食用油炸的食品，忌用辛辣调味品。长期食用软食的病人，因蔬菜都是切碎煮软的，会损失较多的维生素，所以要注意适当补充，要多食用含丰富维生素C的食物，如新鲜水果等。

半流质饮食

半流质饮食是一种比较稀软、易消化、易咀嚼、含粗纤维少、无强烈刺激、呈半流质状态的食物，质地介于软食和流食之间。半流质饮食适合发热者、肠道疾病患者、口腔疾病或咀嚼困难者、外科肠道手术后患者、身体比较虚弱且缺乏食欲者等。

这种饮食较稀软，含膳食纤维较少，易于咀嚼和消化。要尽量做到少食多餐，每日5～6餐，营养必须均衡合理，味美可口。

可选择的有肉末粥、碎菜粥、蛋花粥、挂面汤、馄饨、蛋羹、豆腐脑、果泥、果冻、菜泥、嫩碎菜末、嫩肉丝、肉末、鱼丸、鱼片等。

流质饮食

流质饮食是呈液体状态或是在口腔内能融化成液体的食物，比起半流质饮食，它更易于吞咽和消化。

流食适用于极度衰弱、无力咀嚼食物的患者。此外，高热、口腔手术、肠道大手术后患者及急性肠胃炎、食道狭窄患者等，也适合食用流食。但流食所提供的热量、蛋白质及其他营养素均不足，只能短期或在过渡期食用。如果长期食用，需增加热量、蛋白质等营养素的摄入量。尽量做到少食多餐，每日进食6～7次。切忌食用含任何刺激性的食物及调味品。

可选择的有稠米汤、藕粉、杏仁茶、鸡蛋肉汤、牛奶鸡蛋汤、牛奶、豆

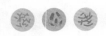

浆、蔬菜汁、鲜果汁、水果茶、清鸡汤、清肉汤、猪肝汤等。

清流质饮食

清流质饮食比一般流质饮食更加清淡，为限制较严的流质饮食。清流质饮食可供给机体液体及少量热量和电解质，以防出现脱水现象。

腹部手术后，由静脉输液过渡到食用流质或半流质饮食之前，患者应先食用清流质饮食。准备肠道手术之前，患者也应遵医嘱采用清流质饮食。急性腹泻时，这种饮食为初步口服食物，以液体及电解质为主。严重衰弱患者也可将此饮食作为初步口服营养食品。

该饮食切忌使用牛奶、豆浆、重糖及一切易导致胀气的食品，每餐的摄入量也不宜过多。由于清流质饮食所提供的营养很低，热量及其他营养素都不够充足，故只能短期应用，长期应用将会导致营养缺乏。

低脂肪饮食

低脂肪饮食是一种限制脂肪供给量的饮食，包括食物自身所含脂肪和烹调用油的限制。

这种饮食适用于急慢性胰腺炎、胆囊炎、肥胖症、高脂血症以及与脂肪吸收不良有关的其他疾病患者，如因肠黏膜疾患、胃切除和短肠综合征等所引起的脂肪泻患者均可使用此饮食。脂肪泻可导致多种营养素的丢失，应注意进行必要的补充。

这种饮食应限制脂肪的摄入，除选用含脂肪少的食物外，食物的烹调方法应采用蒸、煮、烩、卤、拌等少用油或不用油的方法，禁用油炸、油煎的烹调方法。食物应清淡、少刺激性、易于消化，必要时少食多餐。

清蒸鱼、白斩鸡、肉丸汤、烩鸡丝、拌豆腐、卤肝、浓米汤等都是低脂肪饮食。可供选择的低脂食物还有水果及果汁、乳制品、大米、面包、通心粉、咸苏打饼干、玉米粉、蜂蜜、番茄酱、生姜、芥末等。

限糖类饮食

这是一种限制糖类的饮食，原则为低糖类、高蛋白质、中等脂肪量，糖类应以多糖类和复合糖类为主，可达到预防或治疗倾倒综合征的目的。

倾倒综合征是指当患者在接受了胃切除和胃肠吻合术后，胃的生理功能无法正常发挥，胃内食糜骤然倾倒进十二指肠或空肠，从而引发的一系列肠道症状。倾倒综合征一般在餐后半小时左右发生，尤其是进食大量糖类后，会感到上腹胀痛不适、恶心，伴有呕吐、腹鸣胀气，随即有频频便意，并有连续数次腹泻，同时伴有头昏、眩晕、软弱无力，甚至颤抖、昏厥，颜面发红或苍白，以及心动过速等症状，严重者极有可能血压下降。在餐后躺卧片刻可迅速消除症状或避免发作，但如果在进餐中发生，患者应立即停止进食，1小时内症状可全部消失。

应少食多餐，避免肠道压力过大，由少向多循序渐进进食，还应注意细嚼慢咽。忌用单糖浓缩甜食，如精制糖果、甜点心、甜饮料等。

高纤维饮食

食物纤维是指食物在人体肠道内不被消化的植物性物质。高纤维饮食是指增加膳食纤维数量的饮食，每日所供膳食纤维的数量在20～35克之间。

食用高纤维饮食，可以增加肠道蠕动，促进粪便排出，还能产生挥发性脂肪酸，具有滑泻作用；另外，还可减轻结肠管腔内压力，改善憩室病症状。膳食纤维可与胆汁酸结合，增加粪便中胆汁酸的排出，有利于降低血清胆固醇。患无张力便秘、无并发症憩室病等，需要增加膳食纤维量的患者均适用于此类饮食。但切忌大量摄入膳食纤维，否则有可能会产生腹泻，并加重肠胀气的症状。此外，它们还会影响食物中钙、镁、铁、锌及一些维生素的吸收和利用。

蔬菜、水果等一般都含有比较多的纤维素，如菜心、南瓜、芋头、生菜、芹菜、苹果等。

低纤维饮食

低纤维饮食也称少渣饮食，是指食物纤维含量极少、易于消化的饮食。低纤维饮食的目的在于可以尽量降低食物纤维对肠道的刺激和梗阻概率，减慢肠蠕动，减少粪便量。

如果肠道无法消化纤维，建议采用低纤维饮食，这种饮食通常是在接受肠道手术后，尚不能恢复正常饮食的情况下使用。低纤维饮食也可在患者接受放疗等治疗后，肠道功能受损或肠道敏感时食用。

低纤维饮食需限制蔬菜、水果等食物的摄取量，牛奶及乳制品也应限制在一天2杯以内。烹调时要尽量将食物切碎煮烂，做成泥状，忌油炸、油煎，禁用刺激性调味品。少食多餐，注意营养均衡。腹泻患者的脂肪摄入量不宜太多，否则易导致脂肪泻。长期应用该饮食对身体不利，应设法补充维生素C。

低纤维的食物有粥、烂饭、面包、软面条、饼干、软烂嫩肉、动物内脏、鸡、鱼、豆浆、豆腐脑、番茄、胡萝卜等。

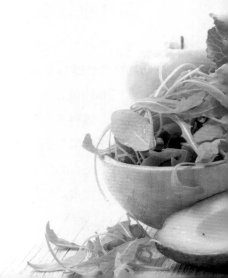

胃切除手术后的护肠饮食

一般来说，胃切除手术后要待排气后再进食。若出现排气，说明病人的肠蠕动基本恢复了，可以进食少量流食，如面汤、米粥等，这样可以促进肠道功能的恢复，利于身体康复。

饮食调理要循序渐进。胃大部切除术后3~5天可以食用一些清流质饮食，如果汁、豆浆这类不带渣的饮料。两天后可改为流质饮食，包括大米粥、小米粥等，每天5~6次，每次80~100毫升。再过两三天，可改为半流质饮食，如烂面条、面片等。术后12天，病人便可以正常饮食了。胃切除术后，胃酸减少会导致小肠上端蠕动加快，扰乱了消化生理功能，影响了蛋白质与铁质的吸收，易发生缺铁性贫血的症状，患者可适当吃些瘦肉、鱼虾、动物血、动物肝脏、蛋黄、豆制品以及大枣、绿叶菜、芝麻酱等富含蛋白质及铁质的食物。

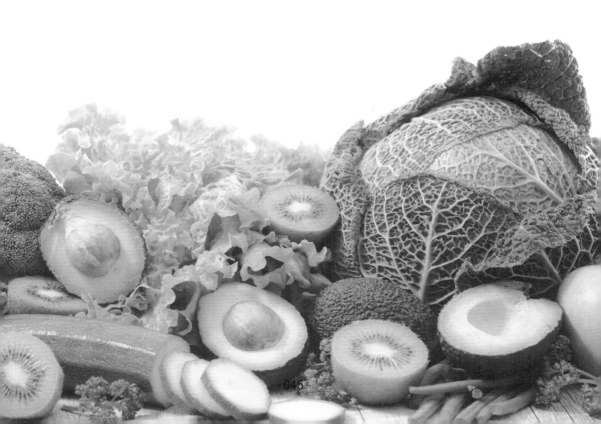

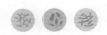

养肠道的五谷杂粮怎么吃

人们平时习惯把大米、白面等称为"细粮"，把玉米、小米、高粱米等称为"杂粮"或"粗粮"，多数人认为吃细粮比吃粗粮好。其实，粗粮含有许多细粮没有的营养成分，因其糖类含量比细粮低，膳食纤维的含量高，所以对人体而言有非常高的营养价值。

过量进食粗粮有很多不良影响

一些年龄大的人喜欢吃粗粮，也有一部分人为了养生，认为吃粗粮对身体好，而且营养价值高，但不小心盲目尊崇，把家里的细粮全部换成了粗粮，而且只吃一样或一类粗粮，搞得腹胀、产气多，弄得身体非常不舒服。很多时候，粗粮一旦吃不对，反而会损伤我们健康的身体。

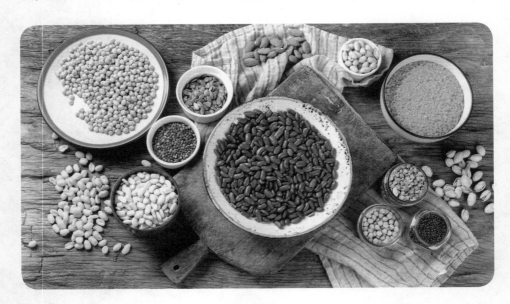

- 25 ～ 35 岁的人群如果过量食用粗粮，会影响人体机能对蛋白质、无机盐以及某些微量元素的吸收，影响到人体的生殖能力。

- 偏重粗粮还会影响消化，过多的纤维素可导致肠道阻塞、脱水等急性症状。

- 一些粗粮缺乏许多基本的营养元素，吃得太多，会导致营养不良。

- 偏重粗粮会影响吸收，怀孕期和哺乳期的妇女，以及正处于生长发育期的青少年，会营养不良。

- 偏重粗粮会干扰药物吸收，降低某些降血脂药和抗精神病药的药效。事实证明，长期大量食用粗粮，会影响我们人体对钙、铁等矿物质的吸收，还会降低免疫力。

怎么吃好粗粮

在中国，南方人普遍喜食大米，对面粉及粗粮吃不习惯；北方人恰好相反。实际上，不论是南方还是北方的饮食习惯，都不是十分合理的。条件许可时，南方人应该增加面食，吃点粗粮；而北方人则应增加大米，配以各种粗粮。

粗粮、细粮作为主食，对于肠道保健来说，需要合理把握，不偏食、不偏执。

- 吃粗粮一定要粗细搭配，粗粮占主食总量的 1/3 最好。

- 要循序渐进地吃，适当地加量。因为我们的肠胃需要一段适应的时间，刚开始烹调粗粮时要做到尽可能"软烂"，以减轻对肠道的刺激。

- 不要长时间吃一种粗粮，应该多种粗粮换着吃，如玉米、小米、紫米、荞麦等。

- 餐桌上的粗粮食品，对老年人和儿童来说要适量。老年人和儿童的肠道相对比较弱，粗粮吃多了反而容易消化不良，一定要适量地搭配细粮一起吃，最好的方法就是用粗粮煮粥，容易消化，再搭配一些辅料，如胡萝卜、青菜、瘦肉、玉米等，营养价值更高，口感也相对比只吃粗粮粥更好一些。

- 老年人多患有高血压、高血糖等病症，吃粗粮要选对适合自己的，如燕麦、豆类比较适合老人和三高病症患者食用。

- 吃粗粮一定要注意多喝水，因为粗粮中的膳食纤维需要有充足的水分才能正常消化。

- 粗粮与细粮搭配食用或粗粮细作。比如小米，可以和细粮搭配食用，也可做成小米煎饼、小米窝窝头、小米馒头等。

养肠道粗粮推荐

小米——补虚损、开肠胃

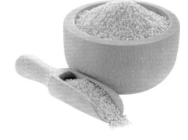

推荐食法：粥、糕点

每日食用量：50克

养肠功效：

小米被古人称为"粟米"，是养胃的
佳品，常煮粥食用。小米具有健胃除
湿、安眠、清虚热、补虚损的功效，主治胃虚失眠、胃热、反胃作
呕等症。小米汤还可增强小肠功能，可作为镇静安眠的食疗保健品
来食用。

糯米——改善脾胃功能

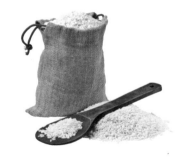

推荐食法：粥、年糕、酒糟

每日食用量：50克

养肠功效：

糯米有补中益气、健脾暖胃、固表止
汗的功效，适合食欲不振、便溏久
泄者食用。很多人认为糯米是不易消化的食物，而事实上，在加热
状态下，糯米中的支链淀粉会糊化，有利于被消化酶分解，更易消
化，所以只要糯米熟透，就有促进肠蠕动的作用。

黑米——开胃益中

推荐食法：粥、甜点

每日食用量：50克

养肠功效：

黑米中富含糖类和膳食纤维。糖
类是机体能量的主要来源，其
中的糖蛋白和蛋白多糖有润肠作
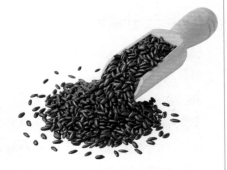
用，能减轻胃肠负担，促进消化吸收；膳食纤维可促进肠道蠕动，
有利于排便。

荞麦——消积宽肠

推荐食法：粥

每日食用量：60克

养肠功效：
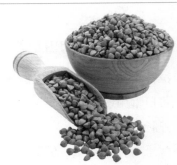
荞麦中的膳食纤维含量是面粉的4
倍、大米的9倍，是很好的"大肠清道
夫"，能刺激肠蠕动，加速粪便排泄，预防便秘；还可以降低肠道
内致癌物质的浓度，从而减少结肠癌和直肠癌的发病率。

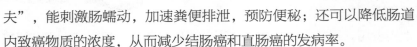

玉米——补脾养胃、降压消肿

推荐食法：粥、汤

每日食用量：每餐100克

养肠功效：

玉米中含有的粗纤维比精米、

精面高4~10倍，能加强胃肠蠕

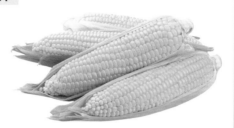

动，促进机体废物的排泄；还含有维生素B_6、烟酸等成分，具有刺激肠胃蠕动、加速粪便排泄的特性，对防治便秘、肠炎、肠癌等疾病有积极作用。

黄豆——润肠通便、降低胆固醇

推荐食法：豆浆、粥、汤

每日食用量：40克

养肠功效：

黄豆中含有的可溶性纤维可以刺激

肠胃蠕动，防止便秘，同时缩短粪

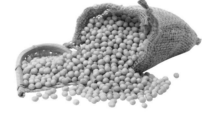

便在肠内的运转时间，使致癌物与结肠黏膜的接触时间减少，从而达到预防结肠癌的目的；还能促使胆固醇尽快排出，对高脂血症并发肠胃病也有一定的缓解作用。

粗粮细作食谱推荐

五色粥

原料： 玉米粒 50 克，青豆 65 克，鲜香菇 20 克，胡萝卜 40 克，水发大米 100 克，冰糖适量

 做法：

1. 胡萝卜、香菇切成粒；汤锅中加清水，用大火烧开；倒入大米，用小火煮 20 分钟至大米熟软。

2. 倒入香菇、胡萝卜、玉米、青豆，拌匀，用小火煮 20 分钟至食材熟透，再放入适量冰糖。

3. 将煮好的粥盛出，装入碗中即可。

玉米排骨汤

原料： 玉米 400 克，排骨 400 克，葱、姜各 5 克，盐 2 克

 做法：

1. 将玉米洗净，切成段；排骨洗净，砍成段；葱洗净，切圈；姜洗净，切片。

2. 锅中加水烧开，下入排骨段，氽去血水。

3. 排骨、玉米一起煲 45 分钟，再放入姜、葱，调入盐，煲入味即可。

薏米莲子红豆粥

原料： 水发大米 100 克，水发薏米 90 克，水发莲子 70 克，水发红豆 70 克

 做法：

1. 砂锅中注入适量清水烧开，倒入洗净的大米、薏米、莲子、红豆，搅拌均匀，盖上盖，烧开后用小火煮 30 分钟，至食材软烂，用勺搅动片刻。

2. 关火后将煮好的粥盛出，装入汤碗中即可。

猪排粳米粥

原料：猪排骨 500 克，粳米 80 克，葱花少许，盐 3 克，味精 2 克

 做法：

1. 猪排骨洗净，切块，下入开水中氽去血水，捞出，再放入加盐的水中煮熟；粳米淘净，泡好。

2. 将排骨连汤倒入锅中，下入粳米，旺火烧开。

3. 改小火，将粥熬至浓稠，加入盐、味精调味，撒入葱花即可。

红豆燕麦粥

原料：红豆 10 克，燕麦片 10 克，糖适量

 做法：

1. 红豆洗净，泡水约 4 小时。

2. 将泡软的红豆、燕麦片放入锅中，加入适量的水后用中火煮至水滚。

3. 转小火，煮至熟透，再加入适量的糖调味即可。

鱼泥番茄豆腐

原料：豆腐 130 克，番茄 60 克，草鱼肉 60 克，姜末、蒜末、葱花各少许，番茄酱适量，盐 4 克

做法：

1. 洗好的豆腐压烂，剁成泥状；草鱼肉切丁；洗好的番茄去蒂。

2. 将鱼肉、番茄用中火蒸 10 分钟至熟，取出，分别剁成泥。

3. 用油起锅，下入姜末、蒜末，爆香，倒入鱼肉泥，拌炒片刻，再倒入豆腐泥，拌炒匀，加入适量番茄酱，倒入适量清水，下入番茄，翻炒均匀。

4. 放入盐，撒入少许葱花，拌炒均匀，盛出即可。

吃对果蔬让肠道永葆青春

多吃水果和蔬菜，会让我们拥有健康的肠道，得到健康的体魄，这已经是耳熟能详的观念了，但我们到底吃多少合适呢？对于人体正常的果品吸收能力，比较正确的摄取量是一天2个苹果或者橙子，不超过500克的分量，就可以满足身体的需要。

比如黄色水果中的胡萝卜素含量高，具有抗氧化的生理活性。柑橘、芒果、柿子、杏当中都含有β-胡萝卜素，木瓜、西瓜、红柚中含有番茄红素。大枣、猕猴桃、山楂、柑橘等水果中含有丰富的维生素C。黑色、紫色水果（葡萄、黑加仑、树莓、草莓等）中含有花青素。

西瓜、梨等都属于寒性水果，平时肠胃不好的人就要选择温和一点的水果，虚寒体质的人最好少吃各种瓜类，切不可贪凉。

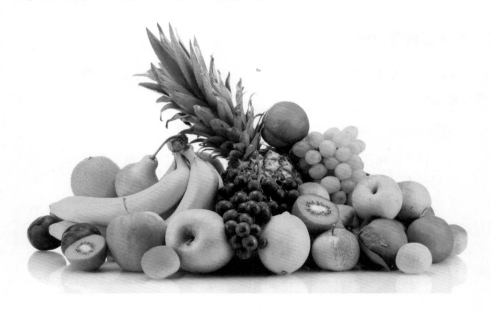

让果蔬远离有害菌

事实证明，用清水泡一下蔬菜，可减少农药残留量，而且泡的时间越长，农药残留就越少。自来水浸泡10～60分钟后的蔬菜，再稍加搓洗，可以除去15％～60％的农药残留。

用专用的蔬果洗涤剂浸泡，对于减少农药的附着更为有效。将洗涤剂按1∶200的比例用水稀释后浸泡果蔬，10～60分钟内，农药残留量可以减少50％～80％；特别是在浸泡的前10分钟内，农药残留量下降非常明显，可以达到50％左右。当然，浸泡能达到这样神奇的效果，也离不开搓洗，一般经过这样的浸泡，再搓洗，最后用清水冲洗干净就基本可以清除农药残留。

生活中，对于蔬菜去除农药残留的浸泡，人们也有误区，很多人以为浸泡时间越长，菜叶上残留的农药就会去除得越干净，其实这样做并不科学。将蔬菜长时间浸泡于水中，残留的有机氯和有机磷等农药就会分解在水里，还会形成一定浓度，蔬菜浸泡在里面，水表面就会残留农药。像卷心菜、菠菜等叶类蔬菜，长时间浸泡对去除残留农药起不到多大作用。可在浸泡蔬菜的水里面适当加一些食用盐，化成淡盐水，淡盐水可以让菜蔬上附着的农药快速融入水中。

一些人喜欢先将蔬菜切成小块再浸泡，但是这样做，一会让蔬菜中的营养流失掉，二会让切成碎块的菜二次吸附浸泡着的蔬菜水里分解出的农药残留。

黄瓜、青椒、胡萝卜、苦瓜等茎类和瓜类蔬菜，可适量滴几滴蔬果专用清洗液，用温水泡1～2分钟。用柔软的刷子刷洗，尤其是凹陷处，要多刷几下，再用清水冲洗，也可以洗净。

大白菜、卷心菜等包叶蔬菜，可将外面的叶片去掉，内部菜叶用温水泡，再逐片用流水冲洗。

菠菜、茼蒿、鸡毛菜、小白菜等青菜，可切除根，在水里浸泡，抖动清洗，根部向上在水龙头前冲洗，通过水的冲击和震动去掉残留的农药。

豆角、菜花等蔬菜，可清洗后用开水烫一下，这样也能将残留的细菌、农药清除掉。

养肠道水果推荐

苹果——生津、止渴、消食

推荐食法：果汁

每日食用量：1~2个

养肠功效：

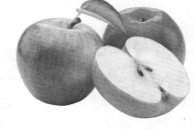

苹果具有润肺、健胃、生津、止渴、止泻、消食、顺气、醒酒的功效，而且对癌症有良好的食疗作用。苹果含有大量的纤维素，常吃可以使肠道内胆固醇减少，缩短排便时间，能够减少直肠癌的发生。

山楂——消食化积

推荐食法：糕点、果汁

每日食用量：2~3个

养肠功效：

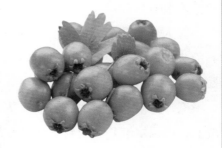

山楂是开胃消食的首选水果，很多促进消化的药品中都含有山楂成分。这是因为山楂含山楂酸等多种有机酸和解脂酸，食用后能增强消化酶的作用，促进肉食消化，助力胆固醇转化。所以，平日里喜欢吃荤的人，常吃山楂可消食导滞。

柠檬——祛暑、消食

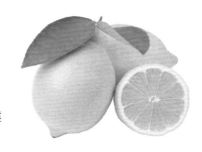

推荐食法：果汁

每日食用量：1个

养肠功效：

柠檬具有生津祛暑、化痰止咳、健
脾消食等功效，可用于暑天烦渴、
食少无味。喝柠檬水可刺激胃液分泌，帮助消化，促进排便，清理
肠道。此外还能缓解消化不良、胃灼热和胀气等症状。

香蕉——润肠通便

推荐食法：羹、奶冻

每日食用量：1~2根

养肠功效：

香蕉富含果胶，能有效调节肠
胃功能，促进排便。另外，香
蕉的营养价值高、热量低，又含有高蛋白，健脾养胃的功效显著。

养肠道蔬菜推荐

莴笋——宽肠通便

推荐食法：汤、菜

每日食用量：200克

养肠功效：

莴笋中含有大量植物纤维素，能促进肠壁蠕动，通利消化道，帮助大便排泄，可用于治疗便秘。

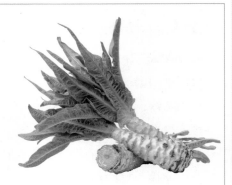

莴笋可刺激消化酶分泌，增进食欲，其乳状浆液可增强胃液、消化液和胆汁的分泌，对消化功能减弱和便秘的病人尤其有利。

莲藕——开胃健中

推荐食法：菜、汤

每日食用量：200克

养肠功效：

莲藕中含有黏液蛋白和膳食纤维，能与人体内的胆酸盐、食

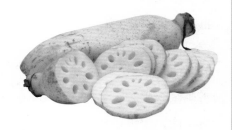

物中的胆固醇及三酰甘油结合，使其从粪便中排出，从而减少脂类的吸收。莲藕还含有鞣质，其有一定健脾止泻的作用，能增进食欲，促进消化，有益于胃纳不佳、食欲不振者。

南瓜——润肠排毒

推荐食法：菜、甜点

每日食用量：100克

养肠功效：

南瓜中含有丰富的维生素A，可参

与胃内上皮组织的正常代谢，保护

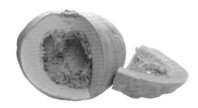

胃黏膜，促进溃疡愈合；果胶则可以让消化道免受粗糙食物的刺

激，预防胃炎、胃溃疡。南瓜中所含的甘露醇有润肠通便的作用，

可减少粪便中毒素对人体的危害，预防结肠癌的发生。

番茄——开胃消食

推荐食法：菜、果汁、汤

每日食用量：2~3个

养肠功效：

番茄含有苹果酸、柠檬酸等有机

酸，能增加胃酸浓度，调节胃肠功

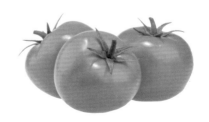

能；所含的果酸及纤维素可帮助消化、防治便秘；番茄中的番茄红

素可有效清除体内的自由基，预防胃癌、直肠癌等多种癌症。

扁豆——健脾和胃
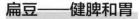

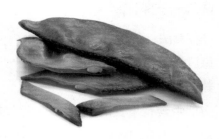

推荐食法：菜

每日食用量：100克

养肠功效：

扁豆的蛋白质含量较丰富，经
常食用可增进食欲、健脾养
胃；对肠道动力减弱所致的呕吐、腹泻、体倦乏力等症有很好的
食疗功效。

豇豆——促进肠胃蠕动

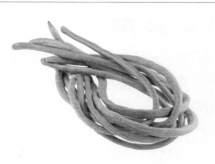

推荐食法：菜

每日食用量：80克

养肠功效：

豇豆所含的B族维生素能维持
正常的消化腺分泌和胃肠道蠕
动的功能，抑制胆碱酶活性，有帮助消化、增进食欲的功效。

山药——补脾胃、祛湿止泻

推荐食法：汤、菜、甜点

每日食用量：200克

养肠功效：

山药含有淀粉酶、多酚氧化酶等物

质，可以改善脾胃的消化吸收功

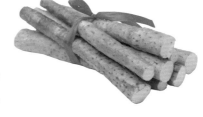

能，对肠胃虚弱、食少体倦、腹泻等症有食疗作用。山药中的尿囊

素则有助于肠道黏膜的修复，对溃疡病有很好的辅助治疗作用。

竹笋——开胃健脾

推荐食法：菜

每日食用量：100克

养肠功效：

竹笋又名竹肉、玉兰片，被认为

是菜中的珍品。竹笋所含有的植

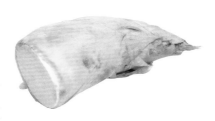

物纤维可以增加肠道水分的潴留量，促进肠胃蠕动，降低肠内压

力，降低粪便黏度，使粪便变软，利于排出，可用于治疗便秘、

预防肠癌。

果蔬食谱推荐

原料：去皮山药 200 克，番茄 150 克，大葱 10 克，大蒜 5 克，盐、白糖各 2 克，鸡粉 3 克，水淀粉、食用油各适量

做法：

1. 山药切成块状；番茄切成小瓣；大蒜切片；大葱切段。

2. 用油起锅，倒入大蒜、番茄、山药，炒匀，加入盐、白糖、鸡粉，炒匀，倒入水淀粉，炒匀，加入葱段，翻炒约 2 分钟至熟。

3. 将炒好的菜肴盛出，装入盘中即可。

原料：水发小米 80 克，去皮红薯 250 克

做法：

1. 红薯切小块，装碗，倒入泡好的小米，搅拌均匀。

2. 将拌匀的食材装盘，放入已注水烧开的电蒸锅中，加盖，调好时间旋钮，蒸 30 分钟至熟。

3. 取出蒸好的小米和红薯即可。

原料：去皮香蕉 250 克，水发大米 400 克

做法：

1. 洗净的香蕉切丁。

2. 砂锅中注入适量清水烧开，倒入大米，拌匀，加盖，大火煮 20 分钟至熟。

3. 揭盖，放入香蕉，续煮 2 分钟至食材熟软。

4. 揭盖，搅拌均匀，将煮好的粥盛出，装入碗中即可。

生姜大枣粥

原料：水发大米 140 克，大枣 40 克，姜片少许，白糖适量

做法：

1.锅中注入适量清水，倒入备好的大米、大枣、姜片，搅拌匀，盖上盖，煮 30 分钟至熟。

2.掀开锅盖，放入白糖，搅拌至溶化。

3.将煮好的粥盛出，装入碗中即可。

青椒炒莴笋

原料：青椒 50 克，莴笋 160 克，红椒 30 克，姜片、蒜末、葱末各少许，盐、鸡粉各 2 克，水淀粉、食用油各适量

做法：

1.洗净去皮的莴笋切成细丝；洗好的青椒、红椒去籽，再切成丝。

2.用油起锅，放入姜片、蒜末、葱末，爆香，倒入莴笋丝，快速翻炒一会儿，至食材变软，加入盐、鸡粉，炒匀调味。

3.放入切好的青椒、红椒，翻炒匀，倒入适量水淀粉，炒至食材熟透、入味，盛出炒好的材料，装在盘中即成。

冰糖百合蒸南瓜

原料：南瓜条 130 克，鲜百合 30 克，冰糖 15 克

做法：

1.把南瓜条装在蒸盘中，放入洗净的鲜百合，撒上冰糖，放入烧开的蒸锅中，盖上盖，蒸约 10 分钟，至食材熟透。

2.取出蒸盘，稍微冷却后即可食用。

肉类食物适量吃，不给肠道压力

肉类食物富含脂肪和蛋白质。脂肪是人体需要的重要营养素之一。脂肪的具体作用在于可供给我们热量，构成我们的身体组织，供给我们必需的脂肪酸，协助脂溶性维生素吸收利用，储存热量。儿童正处在生长发育期，需要充足的热量摄入。如果儿童膳食中供给适量的脂肪，可缩小食物的体积，减轻胃肠负担。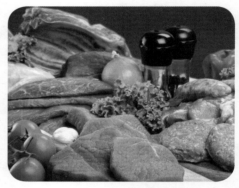膳食中脂肪缺乏，儿童往往体重不增、食欲差、易感染、皮肤干燥，甚至出现脂溶性维生素缺乏病；但如果儿童脂肪摄入过多，特别是饱和脂肪酸摄入过多，儿童体内脂肪储存就会增加，就很容易造成肥胖。含脂肪较多的食物主要有动物油，如猪油、鱼肝油等。另外，植物油，如菜油、花生油、豆油、芝麻油等，以及肉类、蛋类、黄豆等也含有丰富的脂肪。

而蛋白质是一切生命的物质基础，占人体重量的16%～20%。它在体内不断地合成与分解，是构成、更新、修补组织和细胞的重要成分，也是人体的重要组成部分。蛋白质由22种氨基酸组成，其中有9种是人体自身不能合成的，必须从饮食中摄取，称为必需氨基酸。含蛋白质较多的食物主要有动物性食物，以蛋类（鸡蛋、鸭蛋、鹅蛋、鹌鹑蛋等）、瘦肉（猪、羊、牛、家禽肉等）、乳类（母乳、羊乳、牛乳等）、鱼虾类等含量丰富。植物性食物中，以黄豆、蚕豆、花生、核桃、瓜子中的蛋白质含量较高，米、麦中也含有少量的蛋白质。

养肠道肉食推荐

牛肉——益气血、强筋骨

推荐食法：汤、菜、卤味

每日食用量：100克

养肠功效：

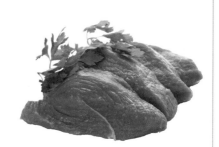

牛肉含有丰富的蛋白质、B族维生素，能补脾胃、益气血、强筋骨，对肠胃吸收功能差、肠胀气等症状有食疗作用。

猪肚——补虚损、健脾胃

推荐食法：汤、菜、卤味

每日食用量：100克

养肠功效：

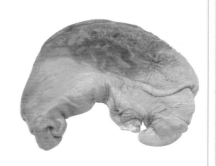

中医认为，猪肚可以补虚损、健脾胃，适用于虚劳羸弱、泻泄、下痢、消渴、小便频数、小儿疳积等症的食疗。

鸡胗——健胃消食

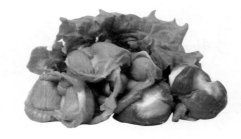

推荐食法：卤味、菜

每日食用量：50克

养肠功效：

鸡胗主要含有胃激素、角蛋白、氨基酸等成分，有增加胃液分泌量和肠道消化能力、加快胃的排空速率等作用。鸡胗同时也是补铁的最佳食物，对于缺铁的人士来说是一个很好的选择。

鲫鱼——健脾、利水

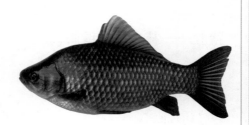

推荐食法：汤、菜

每日食用量：100克

养肠功效：

中医认为，鲫鱼具有健脾和胃、利水消肿、通血脉的作用，是肠道虚弱、食欲不振、水肿、胃痛等患者的食疗佳品。民间有"鱼生火"的说法，但鲫鱼是个例外。

肉类食谱推荐

 蒜香茶树菇蒸牛肉

原料： 牛肉 150 克，茶树菇 150 克，蒜蓉 18 克，姜蓉 8 克，葱花 3 克，胡椒粉 2 克，蚝油 5 克，干淀粉 8 克，生抽、料酒、盐、食用油各适量

做法：

1. 将洗净的茶树菇切段；洗好的牛肉切片。

2. 把切好的茶树菇放在蒸盘中，撒上少许盐，腌渍一会儿，待用。

3. 牛肉片装碗中，放入料酒、姜蓉、生抽、蚝油、胡椒粉、盐、食用油、干淀粉，拌匀，腌渍约 15 分钟。

4. 取备好的蒸盘，铺上腌渍好的牛肉，撒上蒜蓉，摆放整齐。

5. 备好电蒸锅，烧开水后放入蒸盘。

6. 盖上盖，蒸约 15 分钟，至食材熟透，取出蒸盘，趁热撒上葱花即可。

 萝卜丝蒸牛肉

原料： 白萝卜 200 克，牛肉 150 克，蒜蓉、姜蓉各 5 克，葱花 2 克，盐 2 克，辣椒酱 5 克，蒸鱼豉油 8 毫升，料酒 8 毫升，香油、生抽各适量

做法：

1. 将洗净的白萝卜切丝；洗好的牛肉切丝。

2. 把白萝卜丝装碗中，撒上盐，拌匀，腌渍一会儿，至其变软。

3. 牛肉丝装在另一碗中，加入料酒、蒸鱼豉油、生抽、姜蓉、蒜蓉、香油、辣椒酱，拌匀，腌渍约 15 分钟，待用。

4. 取腌渍好的白萝卜丝，去除多余水分，倒入腌渍好的牛肉，拌匀，再转到蒸盘中，摆好造型。

5. 备好电蒸锅，烧开水后放入蒸盘。

6. 盖上盖，蒸约 15 分钟，至食材熟透，取出蒸盘，趁热撒上葱花即可。

豉油蒸鲫鱼

原料： 净鲫鱼 300 克，姜片 20 克，葱条 15 克，彩椒丝、姜丝、葱丝各少许，盐 3 克，胡椒粉 2 克，蒸鱼豉油 15 毫升，食用油少许

 做法：

1.取一个干净的蒸盘，摆上洗净的葱条，放入处理好的鲫鱼，放上姜片，再均匀地撒上盐，腌渍一会儿。

2.蒸锅上火烧开，放入蒸盘，用大火蒸约 7 分钟，至食材熟透。

3.取出蒸好的鲫鱼，拣出姜片、葱条，撒上姜丝，放上彩椒丝、葱丝，撒上少许胡椒粉，浇上少许热油。

4.淋入适量蒸鱼豉油即成。

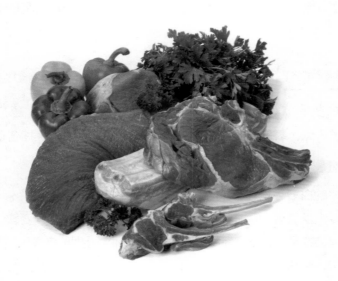

喝对了，肠道会更好

喝什么、怎么喝，是生命健康的重大问题。肠道排泄离不开水，而且我们人体里大部分的水都是肠道消化掉的，没有水，我们入口的食物就不能在肠道内得到有效的分解，就会使得大便干燥，甚至便秘。

一杯水使得肠道终身受益

水滋养了生命。人如果喝水少了，就会感到不适。假如我们吃进去的食物没有水的分解作用，我们的肠道消化系统就会不堪重负。人在进食后，主要是靠肠道来吸收营养，水先在小肠里面将固态食物进行水解，再把食物的可溶性营养成分液化充分转化用于人体吸收。而没有被吸收的部分还会在肠道里运转，直至肠道无法再进一步分解，被肠道压缩后再排出体外。

在这个过程中，水的功劳相当大，水滋润着我们的肠道，帮助我们把身体的多余垃圾清除掉。

因此，对肠道来说，只要会喝水、喝对水，一杯水的作用往往大于药物。喝水很重要，先说怎么喝水最养肠。

大口喝水防便秘

小口喝水与大口喝水，滋养肠道的效果不一样。小口小口地喝水，水流速度慢，很容易产生小便。便秘的人喝水最好大口大口地喝，吞咽动作快一些，但又不能喝得过急，这样喝下去的水能够尽快地到达结肠，同时刺激肠蠕动，从而使大便及时排出体外，达到有效改善便秘的目的。

喝水要适量

喝水虽好，但不能为了达成每天饮水量而一次性喝很多，这样不仅对胃肠不好，长此以往，还有可能会水中毒。

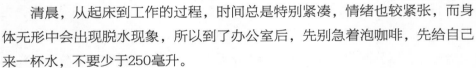

每天正确的喝水方式

早起一杯水，睡前一杯水，白天饮用量在1500~2000毫升之间。

晨起第一杯水：6：30起床后，先喝250毫升的水。

经过一整夜的睡眠，身体开始缺水，喝水可帮助肾脏及肝脏解毒。

工作时间第二杯水：8：30开始工作，喝至少250毫升的水。

清晨，从起床到工作的过程，时间总是特别紧凑，情绪也较紧张，而身体无形中会出现脱水现象，所以到了办公室后，先别急着泡咖啡，先给自己来一杯水，不要少于250毫升。

工作时间第三杯水：10：00起身离开工位，活动腰肢，喝水缓解紧张。

工作一段时间后，站起来走走，喝一天里的第三杯水，补充流失的水分，缓解紧张、放松压力。

工作时间第四杯水：11：30，要喝一杯补充流失水分的水。

这段时间后，一定得趁起身活动的时候，再喝一杯水，补充流失的水分，这有助于放松情绪。

午餐第五杯水：12：50，午餐以后要喝水。

每天午餐半小时后喝一些水，可加强身体的消化功能。

下午第六杯水：15：00，工作当中喝补充体力水。

此时，以一杯健康的矿泉水代替午茶与咖啡等提神饮料，既养肠，也提神醒脑。

下班喝第七杯水：17：30，离开办公室前补充下班路上的体力用水。

下班前，再喝一杯水，使你下班后的一路上不至于太疲乏，也会让你回家后不至于太渴。

睡前喝第八杯水：22：00临睡之前喝水，补充睡眠时身体所需的水。

22：00睡前1至半小时，再喝上一杯水，增加睡眠中肠道所需的水，让肠道有充足的水分解一天里的食物营养。记住，这一天里的最后一次喝水，应摄取200毫升水量。不过别一口气喝太多，以免晚上频繁起夜而影响睡眠质量。

适当喝茶促进肠道平衡

茶是治疗肠道疾病的良药，有很好的净化、解毒功效。它与肠道之间有着密切的关系，茶叶与肠道中的细菌相结合，可以凝固蛋白质，并将细菌杀死。

研究发现，茶叶的吸附力很强，我们用水泡茶时，如果饮用水的清洁度不高，茶叶就能将水中的杂质吸收掉，并会将其沉淀。因此，茶叶有净化、消毒的作用，对预防肠道疾病有很好的效果，是维持肠道平衡当中最常见、最有效的好帮手。

偏方中常用浓茶或以绿茶研末服之，治疗细菌性痢疾、肠炎等肠道疾病。

①茶叶3克，水1碗，煎服，一日三次；或用浓茶1杯，醋20毫升，混合服下，一日三次。

②茶叶、荠菜花各15克，煎服，一日三次，饭前服用。

不过，一个人日常喝茶用的茶叶量，最好在15克左右。茶叶中含有丰富的多酚类和茶黄素类物质，长期饮用能抗氧化、抗辐射，还能降低血脂，对脂肪的吸收也有一定的阻碍作用。如果每天饮用8克左右的乌龙茶，可有效地减少肥胖者的体重。

茶叶中也含有少量的咖啡因，服用过多会影响胃黏膜，影响铁和其他营养物质的吸收。饮茶时最好不要空腹，空腹喝茶会对肠胃有一定的刺激。如果您的肠道本来就不是很好，最好饮用发酵过的茶叶。

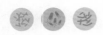

四季养肠道饮食宜忌

很多人在夏天的时候因为天气炎热会出现食欲不振，到了天气凉爽的时候又胃口大开，通常吃得比较肥腻，肠道一下子调整不过来，便出现消化不良、食欲减退等症状。而秋、冬昼短夜长，阳气收敛，阴气渐长，中医认为，阳气主升，阴气主降，因此秋、冬季节更容易出现腹泻等肠道疾病。四季调养肠道的重点不同，了解四季肠道特点，能更有利于调养肠道。

春季如何养肠道

春季是肠道疾病的多发季节，这是由春季的气候特点决定的。从中医角度讲，阴阳交接之时，人体的消化功能会受到影响。从冬季进入春季，阳气渐盛，阴气渐衰，原有的平衡被打破，阴阳之气波动较大。身体比较虚弱的人，可能承受不了这样的变化，易多发肠道疾病。有肠道疾病的人在这个季节一定要格外注意以下事项，以预防肠道疾病病的发作。

初春时，饮食宜以温补为主，适当增加高热量和高蛋白质的摄入，不要多吃生冷的食物，避免刺激肠道。

逐渐向春季过渡后，应减少牛、羊肉等热性食物的摄入量，因为此时天地间的阳气已经开始萌动，人体内的阳气也在上升，热性食物摄入过多易上

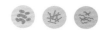

火，造成肠胃积热，出现口渴、口苦、口臭、口腔糜烂、牙龈肿痛、小便短赤、大便秘结、消化不良等症状。

进入春季后，应该多吃新鲜蔬果，以及韭菜等补阳的辛味食物。此时补阳气，可以顺应天时以助阳气的生发。但是春季主肝当令，阳气也不能补得太过，否则会肝阳过盛，心烦、爱发火，也易引发肠道疾病。

到了春、夏交接时，饮食上可以适当增加凉性食物的摄入，例如百合、莲藕、萝卜等，来平衡外界暑热之气。

夏季如何养肠道

暑热天气会影响饮食和睡眠，易耗伤人体正气，加之夏季高温高湿，食物容易腐烂、变质，是细菌、真菌等微生物大量繁殖的黄金季节，诸多因素相加就会使人体的肠胃功能失调，产生一系列相关的疾病，还有可能伴有发热、乏力、腹泻，严重者还有危及生命的症状出现，所以要注意以下事项。

夏季气温高，食物易腐败，即使及时放入冰箱，还是不能避免病菌的侵扰，尤其对于肠道功能较弱的人群而言，最好当天做的饭菜当天吃完。

不要贪食寒凉食物，如西瓜、梨等，尤其是冰冻的冷饮，会产生寒湿之邪，影响肠道功能，出现腹胀、腹泻等症状。

在保证营养均衡的前提下，需要注意烹调方式，多吃容易消化的食物，少吃油炸、油煎、烧烤食品。每餐不宜吃得过饱，尤其是老人和孩子的消化功能较弱，每餐吃到七八分饱为宜。

夏季人们经常食用凉拌菜，制作时可适当加入蒜泥和醋，这不仅能增加食欲，有助于消化，还能杀菌解毒，预防肠道传染病。

秋季如何养肠道

秋天气温逐渐降低，昼夜温差悬殊，人体受到"秋寒"刺激，胃酸分泌增加，刺激胃黏膜，肠胃易发生痉挛性收缩，抵抗力随之减弱；另外，由于天气转凉，人们的食欲旺盛，食量增加，使肠胃功能负担加重；加上现代

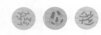

人生活节奏快、压力大，不规律饮食以及熬夜等不良生活习惯，这一系列不利因素均造成了秋季肠胃疾病的高发与复发。因此，秋季一定要注意养护肠胃。那么，秋季该如何养肠胃呢？

夏秋之交，调理肠胃应侧重于清热、健脾，少食多餐，多吃熟、温、软等易消化食物。

秋天肠胃易受寒，调理肠胃应注意温胃散寒，饮食以温、软、淡、素、鲜为宜，做到定时定量，防止胃酸侵蚀胃黏膜，可多食小米、菠菜、洋葱、胡萝卜、大蒜、南瓜等食物，以保护胃黏膜。

秋季天气肃杀，易引发悲观、抑郁等不良心境，古人更为此而有"悲秋"一说。因此，秋天养护肠胃，需注意养心，保持平和的心境，往往能促进肠胃疾病的康复，提高肠胃保养的效果。

燥易伤肺，秋气与人体的肺脏相通，肺气太强容易导致身体的津液不足，出现诸如津亏液少的"干燥症"，比如皮肤干燥，多有咳嗽。防秋燥重在饮食调理，适当选食一些能够润肺清燥、养阴生津的食物，比如梨、甘蔗、马蹄、百合、银耳等。

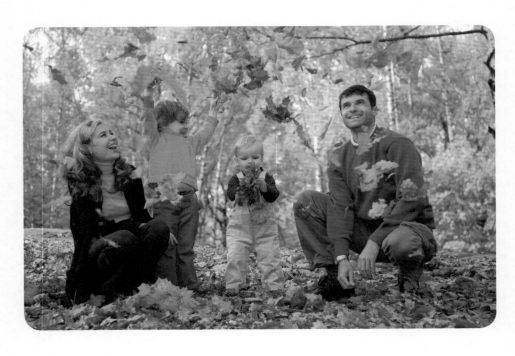

冬季如何养肠道

冬季气温骤然变冷，人体受到冷空气刺激后，胃酸会大量增加，抵抗力亦会随之降低，饮食没有节制易引发肠胃疾病，特别是嗜辣者和好喝冷饮者最易患病。冬季天气寒冷，肠胃疾病患者要特别注意。

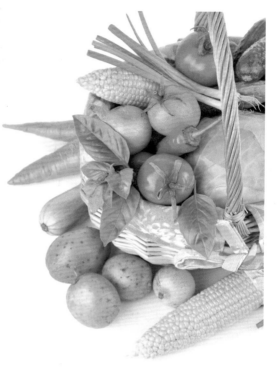

冬季天气寒冷，很多人都喜欢摄取热量高的食物来提高身体的温度，但大量的高热量食物会增加肠胃的负担，而且冬季肠胃的消化吸收功能会降低，故摄入要适量。

冬季随着气温降低，人们的运动量也随之减少，故饮食上宜适当多食一些富含膳食纤维的食物，如莴笋、红薯、芹菜、卷心菜、胡萝卜、黄瓜、番茄等，促进肠道功能的正常进行。

在冬季，生冷瓜果尽量不吃或少吃，少吃寒凉食物如马齿苋、鱼腥草、草菇、西瓜、柚子、杨桃等，可以适当食用温补类的食物如花生、土豆、山药等；在烹饪方面也要注意，凉拌菜也应少吃；冰箱里拿出来的食物不宜直接食用，应放至室温或加热后食用。

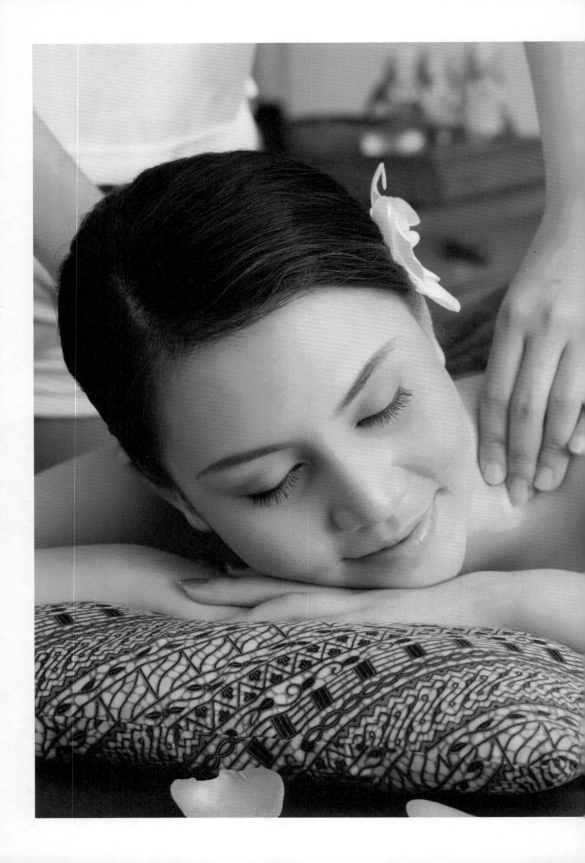

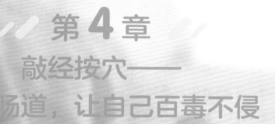

第**4**章
敲经按穴——
疏通肠道，让自己百毒不侵

　　中医穴位疗法通过刺激穴位，能激发机体自身调节功能，从而达到调理肠道的效果。本章就为大家介绍一些特效穴位，且定位简单，通过按摩、艾灸、拔罐的方法就能有效缓解肠道不适。

敲打手太阳小肠经

　　手太阳小肠经，简称小肠经，是体现和调节小肠功能的经脉。《黄帝内经》有云："小肠者，受盛之官，化物出焉。""受盛"指接受初步加工过的东西，而小肠接受的正是经过胃初步消化过的水谷。小肠将这些水谷腐熟，转化成人体能够吸收的精微，再利用脾将其上输心肺，输布全身。这就是所谓的"化物出焉"。

　　小肠功能正常，则机体营养充足、大小便正常；小肠功能失常，则人失调养、大便稀薄、小便短少。小肠经循于面部，面部的各种问题，如黄褐斑、青春痘、面肿等，也可以通过敲打小肠经来调节。

敲打时间

小肠经经气旺在未时，即下午13~15点。此时阳气开始下降，阴气上升，是敲打小肠经的最佳时间。

敲打方法

- 坐位，右臂弯曲向上举起，做类似敬礼的动作。

- 左手握空拳，从右臂小指开始，沿着小肠经的行经路线从下往上敲，一只手拍 6 分钟即可。

- 然后换手，用右拳拍打左臂，一定要把整条经都拍到。

- 小肠经在背部的穴位用手不容易拍到，可借助工具轻轻敲打或者请家人帮忙拍打。

- 小肠经在面部的穴位可用手指轻轻点按或掐揉。

敲小肠经可调理的病症

组织器官的病症：腹泻、腹胀、腹痛、消化不良、大便不利、心绞痛、心肌梗死、冠心病、睾丸及小肠疝气、痛经、小便赤涩。

循经病：面肿、色斑、痤疮、目黄、口腔炎、咽喉肿痛、耳鸣、耳聋、肩臂外侧后缘小肠经循行路线处出现酸胀痛麻等症状。

其他问题：疲劳、倦乏、记忆力减退。

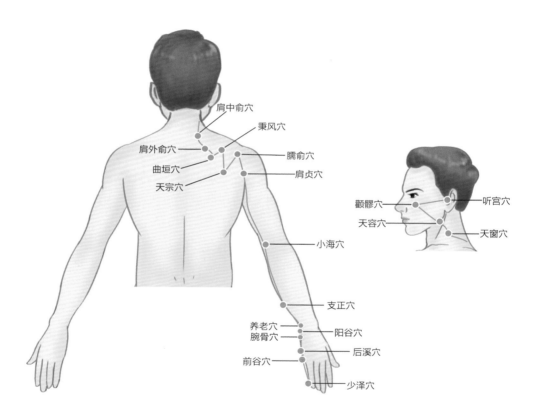

敲打手阳明大肠经

手阳明大肠经，简称大肠经，是体现和调节大肠功能的经脉。《黄帝内经》有云："大肠者，传道之官，变化出焉。""传道"即传导体内垃圾。大肠位于腹中，上接小肠，接受小肠传来的食物残渣，吸收多余水液后，将其化成粪便排出。

因此，大肠运转失常所表现出的症状通常与排便有关。大肠虚寒，无力吸收水分，就会导致肠鸣、腹痛、腹泻等症状；大肠火气旺盛，体内水分干涸，就会导致便秘等症状。而便秘会使人体内部垃圾堆积，丧失自我清洁功能，毒素无法从大肠顺利排出，就会另寻通道，这时大肠经便是最好的选择。面部也是大肠经的循行处，当毒素停留于此处时，人便会出现青春痘、雀斑，甚至牙痛和皮肤病。

敲打时间　大肠经的经气旺在卯时，即早晨5~7点，此时为敲打大肠经的最佳时间。

敲打方法

- 坐位，右臂弯曲伸向左侧，握拳，将拳立放在左侧大腿上。
- 左手握空拳，从右臂手腕开始，沿着大肠经的行经路线从下往上敲，一只手拍6分钟即可。
- 然后换手，用右拳拍打左臂，一定要把整条经都拍到。
- 大肠经在手上还有一个非常重要的穴位，那就是合谷穴。将左手虎口展开，用右手的拇指和食指像钳子一样去夹住左手的虎口部掐揉，3分钟之后两手互换，再用左手的拇指和食指去掐揉右手的虎口，每天一次即可。

敲大肠经可调理的病症：

组织器官的病症：腹痛、腹泻、腹胀、肠鸣、便秘、便血、脱肛、痢疾、呕吐。

循经病：食指、手背、上肢、肩背等经络循行处疼痛、酸胀或麻木，脖子粗，眼睛发黄，眼睛发涩，口发干，鼻流涕，鼻出血，牙龈肿痛，牙痛，咽喉肿痛，发热。

其他疾病：支气管炎、感冒、咳嗽、三叉神经痛、闭经、痤疮。

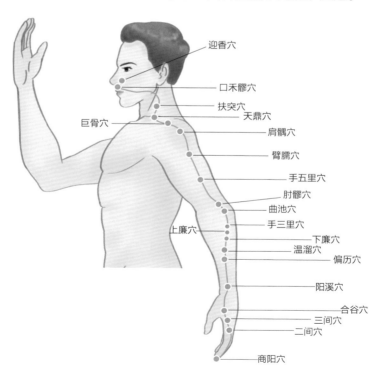

按摩足三里穴

◎ **最佳按摩时间：**足三里穴属于足阳明胃经，辰时气血流经胃经，故早晨7~9点按摩最好。

◎ **穴位功效：**足三里穴是足阳明胃经的主要穴位之一，是一个强壮身心的大穴，传统中医认为，按摩足三里有调节机体免疫力、增强抗病能力、调理脾胃、补中益气、通经活络、疏风化湿、扶正祛邪的作用。

◎ **快速取穴：**足三里穴在外膝眼下3寸，距胫骨前嵴一横指，当胫骨前肌上。

◎ **按摩方法：**用拇指指腹推按足三里穴1～3分钟，长期按摩，可改善消化不良、下肢痿痹、下肢不遂等。

◎ **一穴多用：**

艾灸：用艾条温和灸，灸治足三里穴5～10分钟，一天一次，可治疗腹胀腹痛、脚气、下肢不遂等症状。

刮痧：在穴位上涂上经络油，用面刮法刮拭足三里穴，潮红发热即可，隔天一次，可治疗呕吐、腹胀、肠鸣、消化不良等病症。

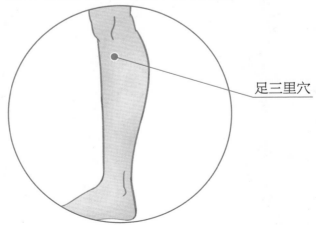

足三里穴

按摩天枢穴

◎ **最佳按摩时间：**天枢穴位于足阳明胃经，辰时气血流经胃经，故早晨7~9点按摩最好。

◎ **穴位功效：**天枢穴属于足阳明胃经，是手阳明大肠经的募穴，是阳明脉气所发，主疏调肠腑、理气行滞、消食，为腹部要穴。经常刺激天枢穴对改善肠腑功能、消除或减轻肠道功能失常而导致的各种证候具有显著的功效。

◎ **快速取穴：**取穴时，可采用仰卧的姿势，天枢穴位于人体中腹部，肚脐向左右三指宽处。

◎ **按摩方法：**用拇指指腹按揉天枢穴1~3分钟，长期按摩，可改善便秘、消化不良等症状。

◎ **一穴多用：**

艾灸：用艾条回旋灸，灸治天枢穴10分钟，一天一次，可治疗腹痛、腹胀等病症。

拔罐：用毛巾将穴位清洁干净，用气罐留罐10分钟，隔天一次，可治疗腹泻、痢疾等病症。

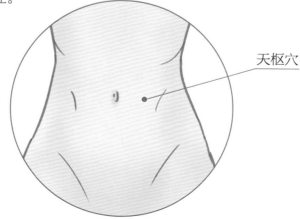

天枢穴

按摩丰隆穴

◎ **最佳按摩时间：** 丰隆穴位于足阳明胃经，辰时气血流经胃经，故早晨7~9点按摩最好。

◎ **穴位功效：** 丰即丰满，隆指突起，足阳明经多气多血，气血于本穴汇聚而隆起，肉渐丰厚，故名之。本穴主治头痛眩晕、咳嗽多痰、气喘、胸痛、癫狂、痫症、下肢水肿、腿膝酸痛、下肢痿痹、高血压等。

◎ **快速取穴：** 位于人体的小腿前外侧，当外踝尖上8寸，条口穴外，距胫骨前缘二横指（中指）。

◎ **按摩方法：** 用拇指指腹点按丰隆穴3～5分钟，长期按摩，可改善胸闷、眩晕等。

◎ **一穴多用：**

艾灸： 用艾条温和灸，灸治丰隆穴5～10分钟，一天一次，可治疗咳嗽、痰多、胸闷等症状。

刮痧： 用面刮法从上往下刮拭丰隆穴，潮红发热即可，隔天一次，可治疗热病、下肢瘫痪等病症。

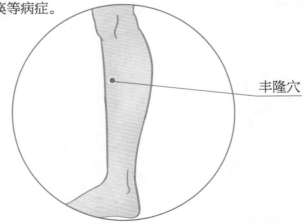

丰隆穴

按摩阴陵泉穴

◎ **最佳按摩时间：**阴陵泉穴位于足太阴脾经，巳时气血流经脾经，故上午9~11点按摩最好。

◎ **穴位功效：**此穴在小腿内侧胫骨内侧髁下凹陷中，脾经气血在此处汇合，如山陵下之水泉，与阳陵泉相对，故名"阴陵泉"。本穴主治腹胀、水肿、黄疸、泄泻、小便不利或失禁、遗精、月经不调、赤白带下等。

◎ **快速取穴：**位于人体的小腿内侧，膝下胫骨内侧凹陷中，与足三里穴相对。

◎ **按摩方法：**用拇指按揉阴陵泉穴100~200次，每天坚持，能够治疗各种肠道疾病。

◎ **一穴多用：**

艾灸：用艾条温和灸阴陵泉穴5~20分钟，每日一次，可改善小便不利、痛经、水肿。

刮痧：在穴位上涂上经络油，用面刮法从上而下刮拭阴陵泉穴3～5分钟，力度微重，出痧为度。隔天一次，可治疗暴泻。

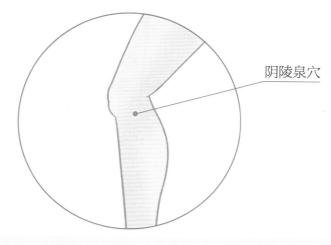

阴陵泉穴

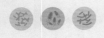

按摩太白穴

◎ **最佳按摩时间：** 太白穴位于足太阴脾经，巳时气血流经脾经，故上午9~11点按摩最好。

◎ **穴位功效：** 太白穴是足太阴脾经上的原穴，可以为多血少气的脾经补充经气，故健脾补脾的效果比其他穴位都要强。刺激此穴可供养脾经经气，有效增强脾胃功能，调节血糖水平。对于湿疹患者来说，其病源多出自脾脏，因此经常点按太白穴，还可有效健脾除湿、消除湿疹。

◎ **快速取穴：** 在足内侧缘，第一跖骨关节后下方的凹陷处。

◎ **按摩方法：** 用拇指指尖用力掐揉太白穴100~200次，每天坚持，可改善腹胀、胃痛。

◎ **一穴多用：**

艾灸： 用艾条温和灸太白穴5~20分钟，每日一次，可治疗完谷不化。

刮痧： 在穴位上涂上经络油，用点按法垂直刮拭太白穴，由轻至重，逐渐加力，15~30次。每天一次，可改善肠鸣、腹泻。

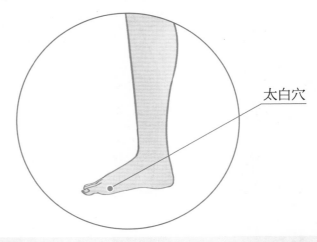

太白穴

按摩曲池穴

◎ **最佳按摩时间：**曲池穴位于手阳明大肠经，卯时气血流经大肠经，故早晨5~7点按摩最好。

◎ **穴位功效：**曲池穴是手阳明大肠经上的要穴，因此具有大肠经的排毒功效。适当刺激曲池穴，可促进血液中毒素的排出，从而达到祛除脸部青春痘的目的。此外，按摩曲池穴还有改善人体消化系统、血液循环系统和内分泌系统的作用。

◎ **快速取穴：**屈肘呈直角，在肘横纹外侧端与肱骨外上髁连线中点处。

◎ **按摩方法：**用拇指弹拨曲池穴3～5分钟，可防治肩臂肘疼痛。

◎ **一穴多用：**

艾灸：用艾条温和灸曲池穴5~20分钟，每天一次，可改善肘痛、上肢痹痛。

刮痧：在穴位上抹上经络油，用面刮法从上向下刮拭曲池穴3~5分钟，隔天一次，可治疗咽喉肿痛、便秘、头痛、发热等。

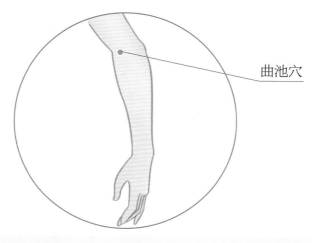

曲池穴

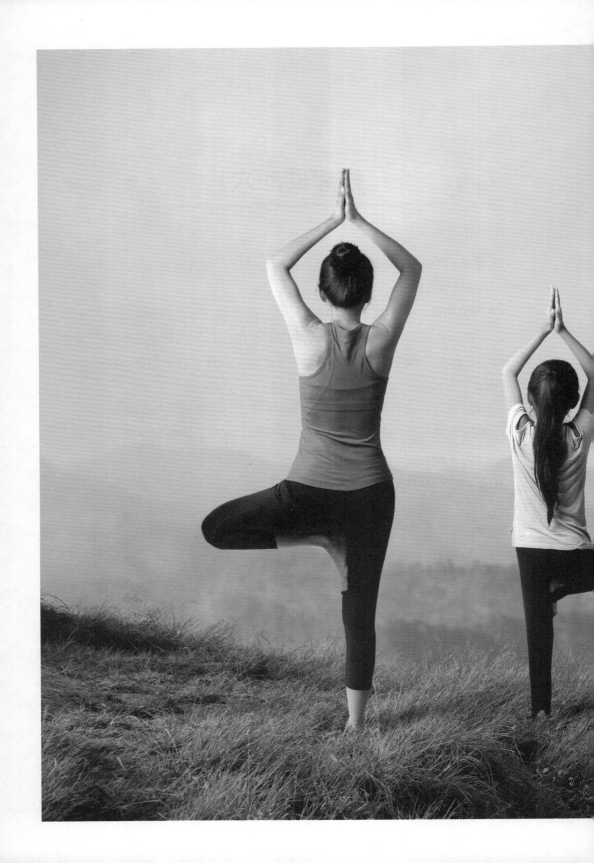

第 **5** 章

动起来——
清肠排毒，提高抗病力

通过运动，让身体的新陈代谢加快，可以促进胃肠道的消化和吸收，肠道胀气感也会慢慢消失。

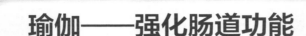

瑜伽——强化肠道功能

　　练习瑜伽能使腹部的血液运行通畅，消除人体紧张情绪，对养护肠道非常有帮助。在练习瑜伽时，有意识地充分运动肚脐，肠道就能够扩张，有利于自主神经的调整以及强化，这样跟自主神经有关的功能如唾液分泌、胃肠蠕动、膀胱收缩等都能正常进行。下面介绍几种比较有效的瑜伽练习方法。

眼镜蛇式

动作：俯卧，两手放在肩膀下。吸气，头部后抬，用背部肌肉的作用一节一节地抬起脊椎，然后手臂慢慢推，让背部继续上升（腹部尽可能贴地），当达到最大限度时放松身体，保持10~15秒，重复4次。

作用：伸展身体的前面、脊椎，消除背部与颈部的僵硬和紧张，强壮呼吸系统、消化系统，促进血液循环，强壮神经系统。

下半身摇动式

动作：仰卧，十指交叉放在头下，两手肘打开贴着地面。吸气，屈双腿靠近胸部，呼气，两腿慢慢摇摆到左侧；吸气，两腿回到正中，呼气，慢慢摇摆到右侧。重复几次。

作用：拉伸背部和肩膀，促进血液循环，锻炼大腿和腹内脏器，收紧腹部，纤细腰部。

婴儿式

动作：仰卧，弯右膝，双手抱住拉向腹部上面。吸气，按在腹部，呼气，抬头，头触膝，左腿保持伸直，保持10~15秒，回位。抱双膝，压双膝至胸部，呼气，抬头触膝，深呼吸4次，回位放松，换另一条腿。

作用：治疗便秘，增加肠蠕动。

静坐——让肠胃更舒适

静坐能凝神聚气，进而对身体内在组织器官进行温养、调理或修复。当人在静坐状态时，更能通过意念引导体内气的运行，随着意念越来越集中，气的运行力量会越来越强，进而逐渐疏通肠道，让肠道渐渐热起来、通起来、动起来，随之也就舒服起来。

静坐时要选择静室，在入坐之前，应宽松衣带，使筋肉不受拘束，气机不致阻滞，但在秋冬等寒冷之时，两腿必须盖好，以免膝盖受风。静坐时两腿必须盘起来，先将左胫放到右股上面，再将右胫扳上来放到左股的上面，这种坐法叫双盘膝。这样的姿势可使两膝盖的外侧都紧靠着褥垫，全身的筋肉像弓弦伸张，坐时自然端直，不至于左右前后歪斜。

两手仰掌，以左掌安放在右掌上面，两拇指相对，安放在脐下腿部之上。呼气时，脐下腹部收缩，膈向上，胸部紧窄，肺底浊气可以挤出；吸气时，从鼻中徐徐吸入新鲜空气，充满肺部，膈向下，腹部外凸。呼气吸气均应自然，渐渐细长，达于下腹。

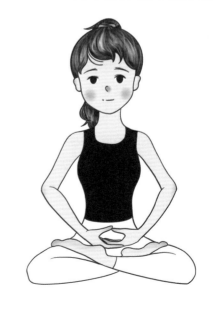

通常的静坐时间以40分钟为基础，能一下子坐40分钟更好，不能则分几次加起来达到40分钟也可以，直到后来可以一次坐上40分钟。仰或10分钟一次，共4次，或者20分钟一次，共2次也可。

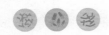

健美操——减肥、缓解肠道压力

健美操是一项新兴的体育运动，它以独特的魅力在众多的传统体育项目中脱颖而出，受到越来越多的人的喜爱。健美操不同于其他有氧运动项目之处在于，它是一项轻松、优美的体育运动，在健身的同时，还能带给人们艺术享受，使人心情愉快，陶醉于锻炼的乐趣中，减轻了心理压力，促进身心健康发展，从而更增强了健身、美颜、养生的效果。

大家知道，姿态是从我们平时的一举一动中表现出来的行为习惯，受后天因素的影响较大；体型则是我们身体的外形，虽然体育锻炼可适当改善体型外貌，但相对来说遗传因素起决定性作用。良好的身体姿态是形成一个人气质风度的重要因素。

健美操练习的动作要求和身体姿态的要求与我们日常生活中的状态要求基本一致，因此，通过长期的健美操练习可改善不良的身体状态，形成优美的体态，从而在日常生活中表现出一种良好的气质与修养，给人以朝气蓬勃、健康向上的感觉。健美操还可塑造健美的体型，改善造血功能。通过健美操练习，尤其是力量练习，可使骨骼粗壮、肌肉围度增大，从而弥补先天的体型缺陷，使人变得匀称健美，改善各种亚健康症状，使人精神饱满。健美操练习还可消除体内和体表多余的脂肪，维持人体吸收与消耗的平衡，降低体重，保持健美的体型。

由于健美操采用大量的下肢跑跳和大幅度关节活动，所以运动前一定要做好准备活动，尤其是踝关节周围韧带，提高关节灵活性。要加强踝部周围韧带肌肉的锻炼，多进行提踵跳及负重提踵练习，提高关节的力量和弹性。在跑跳练习中，强调脚掌着地的正确技术。当机体处于疲劳和不良状态时，要避免高难度动作的练习，减少运动负荷。

腹式呼吸——一呼一吸间放松肠道

　　呼吸吐纳六字诀是由南朝医家陶弘景根据道家先人经验所创，记录在《养性延命录·服气疗病篇》中，如述："纳气有一，吐气有六。纳气一者，谓吸也；吐气六者，谓吹、呼、唏（嘻）、呵、嘘、呬，皆出气也。"这是一种由六种特殊的呼气法组成的修炼方法。每一种呼气方法均有特定的吐字口型，以此牵动相应脏腑经络气血的运行，达到有针对性地调整某一脏腑功能、祛邪安脏的目的。

预备式

　　两足开立，与肩同宽，头正颈直，微含胸，松腰松胯，双膝微屈，全身放松，呼吸自然。采用顺腹式呼吸法，即先呼后吸，呼气时读字，同时提肛缩肾，将重心移至脚跟。

嘘字功

　　嘘，读（xū）。口型为两唇微合，有横绷之力，舌尖向前并向内微缩，上下齿有微缝。呼气念嘘字，足大趾轻轻点地，两手自小腹前缓缓抬起，手背相对，经胁肋至与肩平，两臂如鸟张翼向上、向左右分开，手心斜向上。垂眼帘，尽量往下看，随呼气之势尽力瞪圆。呼气尽而吸气时，两手屈臂经面前、胸腹前缓缓下落，垂于体侧，再做第二次吐字。如此动作六次，做一次调息。

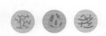

呵字功

呵，读（hē）。口型为半张，舌顶下齿，舌面下压。呼气念呵字，足大趾轻轻点地，两手掌心向里由小腹前抬起，经体前至胸部两乳中间位置向外翻掌，上托至眼部。呼气尽而吸气时，翻转手心向面部，经面前、胸腹缓缓下落，垂于体侧，再行第二次吐字。如此动作六次，做一次调息。

呼字功

呼，读（hū）。口型为撮口如管状，舌向上微卷，用力前伸。呼吸念呼字，足大趾轻轻点地，两手自小腹前抬起，手心朝上，至脐部，左手外旋上托至头顶，同时右手内旋下按至小腹前。呼气尽吸气时，左臂内旋变为掌心向里，从面前下落，同时右臂回旋掌心向里上穿，两手在胸前交叉，左手在外，右手在里，两手内旋下按至腹前，自然垂于体侧。再以同样要领，右手上托，左手下按，做第二次吐字。如此交替共做六次，调息一次。

呬字功

呬，读（xì）。口型为两唇微后收，上下齿相合而不接触，舌尖插上下之缝，微出。呼气念呬字，两手从小腹前抬起，逐渐转掌心向上，至两乳平，两臂外旋，翻转手心向外成立掌，指尖对喉，然后左右展臂宽胸，推掌如鸟张翼。呼气尽，随吸气之势两臂自然下落垂于体侧。重复六次，调息一次。

吹字功

吹，读（chuī）。口型为撮口，唇出音。呼气读吹字，足五趾抓地，足心空起，两臂自体侧提起，绕长强、肾俞向前画弧并经体前抬至锁骨平，两臂撑圆如抱球，两手指尖相对。身体下蹲，两臂随之下落，呼气尽时两手落于膝盖上部。下蹲时要做到身体正直。呼气尽，随吸气之势慢慢站起，两臂自然下落垂于身体两侧。共做六次，调息一次。

嘻字功

嘻，读（xī）。口型为两唇微启，舌稍后缩，舌尖向下。有嘻笑自得之貌。呼气念嘻字，足四、五趾点地。两手自体侧抬起如捧物状，过腹至两乳平，两臂外旋翻转手心向外，并向头部托举，两手心转向上，指尖相对。吸气时五指分开，由头部循身体两侧缓缓落下，并以意引气至足四趾端。重复六次，调息一次。

练习本功法吐气时一定要出声，对声音的要求是"深沉的、震动的、富于穿透力的"。吐气出声的特点是：声音震动于胸腔，气息受阻于胸膈。其作用：一是为了规范口型；二是此阶段若吐气无声，气息就会被胸腔、胸膈阻滞，容易造成憋气，而吐气出声可通过震动胸腔、胸膈，使气流散发于胸部脏腑各处，既能促进脏腑内部运动，又因气息的分散而不觉得憋闷；三是通过发声音频震荡来增强呼吸深度，提高肺活量。

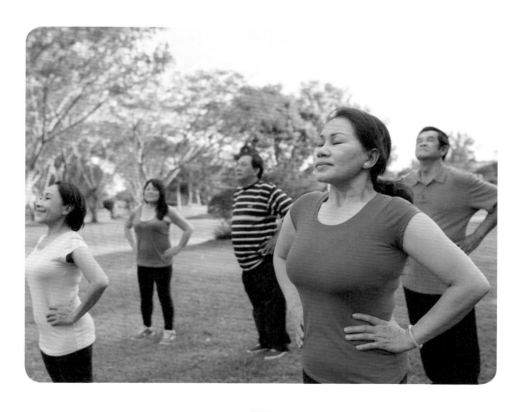

学好八段锦，三焦得养肠自安

　　八段锦功法是一套独立而完整的健身功法，起源于北宋，至今已有八百多年的历史。古人把这套动作比喻为"锦"，意为五颜六色、美而华贵，体现其动作的舒展优美。此功法分为八段，每段一个动作，练习无需器械、无需场地，简单易学。经常练习八段锦，可以延年益寿，同时也可以增强肠道功能，提升肠道抵抗力。

第一式：两手托天理三焦

　　两脚平行开立，与肩同宽。两臂分别自左右身侧徐徐向上高举过头，十指交叉，翻转掌心极力向上托，使两臂充分伸展。同时缓缓抬头上观，要有擎天的神态，此时缓缓吸气。翻转掌心朝下，在身前正落至胸部时，随落随翻转掌心再朝上，微低头，眼随手运，同时配以缓缓呼气。如此两掌上托下落，练习四至八次。

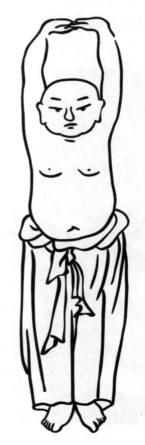

第二式：左右开弓似射雕

两脚平行开立，成马步站式。上体正直，两臂平屈于胸前，左臂在上，右臂在下。手握拳，食指与拇指呈八字形撑开，左手缓缓向左平推，左臂展直，同时右臂屈肘向右拉回，右拳停于右肋前，拳心朝上，如拉弓状，眼看左手。再朝右开弓，动作相同，唯左右相反。展臂及拉弓时吸气，复原时呼气。如此左右各开弓四至八次。

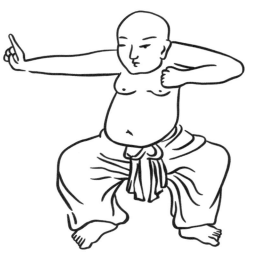

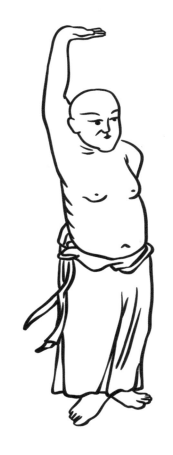

第三式：调理脾胃须单举

自然站立，两手前伸，掌心朝上，上提至与胸同高，两手收回至脸前，两手翻转使左掌心向上、右掌心向下，做阴阳掌动作。左掌上提至头顶上，成托天姿势，抬头注视左掌；右掌下压成按地姿势。左手臂伸直，由左外侧慢慢放下，头回正，双掌下垂放松，再右掌上提、左掌下压做一次。全程依此左右手之顺序反复各做二轮。

第四式：五劳七伤往后瞧

自然站立，两手前伸，掌心向上，手臂伸直慢慢上提，至与胸同高，双掌翻转，掌心向下。两手慢慢放下，同时头慢慢转向左侧，两手放至身体两侧做按地姿势，同时头转向左侧，眼睛尽力看左后脚跟，最后一次吐气时，两手慢慢放下后，即恢复预备姿势。再做同样动作，头转向右侧尽力看右后脚跟。全程依此头部转向左、右侧之顺序，反复各做二轮。

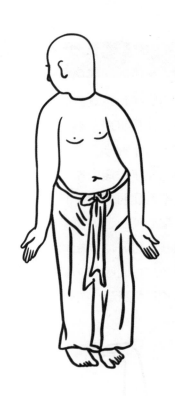

第五式：摇头摆尾去心火

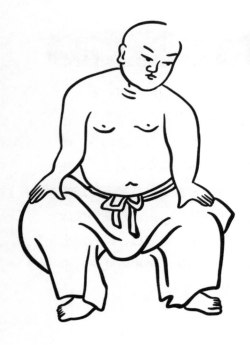

左脚横跨一大步，两手轻轻握拳，蹲马步，身体正直，双手虎口向内，掌心向下放在膝盖上方约15厘米处。先做右弓箭步，重心移至右脚，左脚伸直，眼看右前方，然后弯腰，眼看右脚尖；再将重心移至两脚中央，身体坐正，眼睛向前看，再做左弓箭步。全程依此右、左之顺序反复各做二轮后，恢复自然站立姿势。

第六式：两手攀足固肾腰

　　自然站立，两手伸直上举至头顶上，两手交互向上拉伸二次，身体向上伸，微向后仰。弯腰，两手尽量伸至脚尖，然后抬头眼睛向上看。头低下，慢慢起身，双掌顺着双腿两侧慢慢轻抚上移，托住后腰，身体向后仰，最后身体回正，两手放下。反复演练此动作二轮后，恢复自然站立姿势。

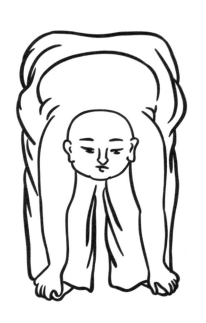

第七式：攒拳怒目增气力

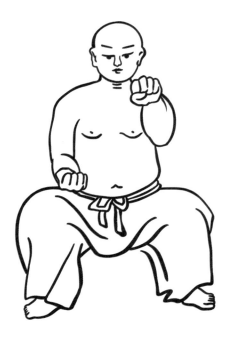

　　左脚向左横跨一大步，两手轻轻握拳，拳心向上，提至腰际。左拳向前推出，拳心转向下，同时蹲马步，怒目看左拳，右拳微向后拉。收回左拳，双手置于两侧腰际，同时慢慢站起来。两手慢慢放下，并松开两拳。两手腕交叉在小腹前，由下往上提升至头顶上，抬头眼睛往上看。两手由上往下向左右两侧画大圆圈，慢慢放下，恢复预备姿势。再做反方向，除左拳向前推出改右拳推出外，其余均与前述同。全程依此左右拳推出之顺序各做二轮后，恢复站立姿势。

第八式：背后七颠百病消

　　脚跟脚尖并拢，提起脚跟，两手掌向下压地，暂停呼吸憋气，收缩肛门，全身紧绷，停留约5秒钟。全身力量突然放松，脚掌用力跺地，膝盖微弯，双手亦顺势稍向前轻甩推出，同时由口中快速吐气。如此顺序反复三次，第三次后放下脚跟时要轻要慢。全程如前述反复做二轮后，恢复自然站立姿势。

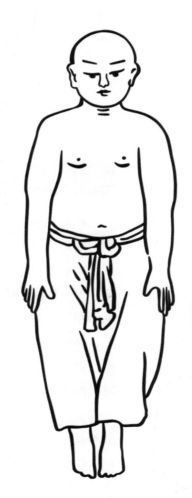

华佗五禽戏——养生养肠道

华佗五禽戏运用了中医学阴阳、五行、脏象、经络、气血运行的理论，而动作仿效虎之威猛、鹿之安舒、熊之沉稳、猿之灵巧、鸟之轻捷，并力求蕴含五禽的神韵，具有五禽的象形特征，在养肠道方面更是具有增强肠道蠕动，促进消化液分泌的作用。

虎戏

自然站式，俯身，两手按地，用力使身躯前耸并配合吸气，当前耸至极后稍停；然后身躯后缩并呼气；如此3次。继而两手先左后右向前挪移，同时两脚向后退移，极力拉伸腰身；接着抬头面朝天，再低头向前平视；最后，如虎行走般，以四肢前爬7步、后退7步。

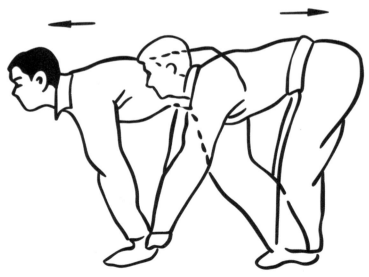

鹿戏

弯腰伏地，吸气，头颈向左转，双目向左侧后视，当左转至极后稍停；呼气，头颈回转，当转至面朝地时再吸气，并继续向右转，一如前法。如此左转3次、右转2次，最后恢复起势。然后抬左腿向后挺伸，稍停后放下左腿，抬右腿如法挺伸。如此左腿后伸3次、右腿2次。

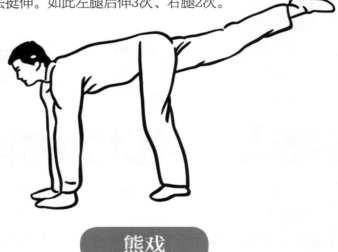

熊戏

仰卧式，两腿屈膝拱起，两脚离开床席，两手抱膝下，头颈用力向上，使肩背离开床席；略停，先以左肩侧滚落床面，当左肩一触及床席立即头颈用力向上，肩离床席；略停后再以右肩侧滚落，复起。如此左右交替各7次。然后起身，两脚着床席成蹲式，两手分按同侧脚旁；接着如熊行走般，抬左脚和右手掌离床席；当左脚、右手掌回落后即抬起右脚和左手掌。如此左右交替，身躯亦随之左右摆动，片刻而止。

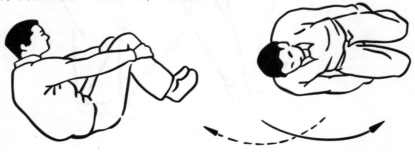

猿戏

择一牢固横杆（如单杠等），略高于自身，站立举臂时手指可触及高度，如猿攀物般以双手抓握横杆，使两下肢悬空，做引体向上7次。接着先以左脚背勾住横杆，放下两手，头身随之向下倒悬；略停后换右脚如法勾杆倒悬。如此左右交替各7次。此动作请勿随意尝试，锻炼时需专人陪同。

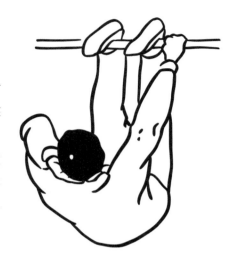

鸟戏

自然站式。吸气时跷起左腿，两臂侧平举，扬起眉毛，鼓足气力，如鸟展翅欲飞状；呼气时，左腿回落地面，两臂回落腿侧。接着，跷右腿如法操作。如此左右交替各7次。然后坐下，屈右腿，两手抱膝下，拉腿膝近胸；稍停后两手换抱左膝下如法操作。如此左右交替各7次。最后，两臂如鸟展翅膀般伸缩各7次。

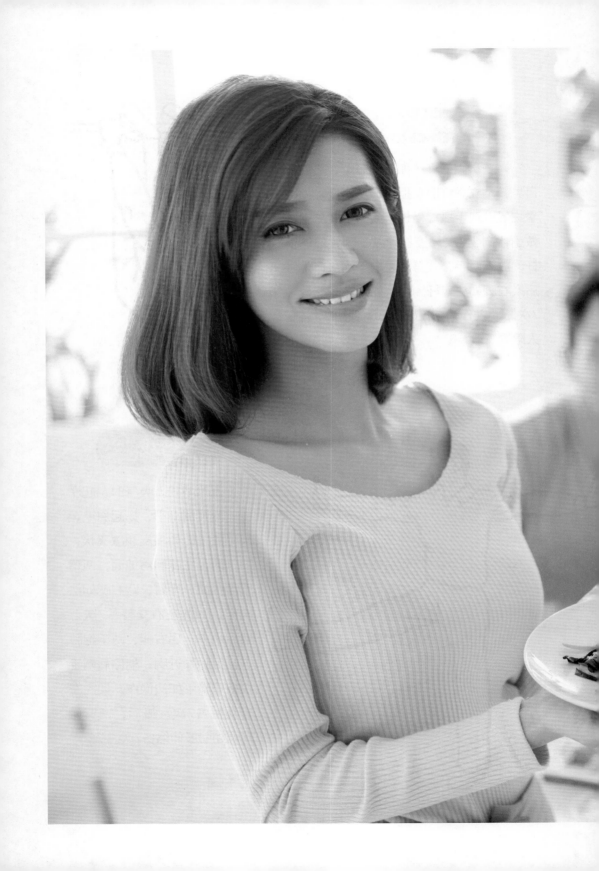

第 6 章
搞定肠道疾病，
免疫力快速提升

　　肠道正常运转与否，关系到人体多项功能与器官的健康，如果饮食不合理，造成肠道超负荷运转，就容易加重疾病对人体的影响，所以要养好肠道，对症下药是关键。本章针对较为常见的多种肠道疾病，根据其病理，提出了适合该病的饮食原则与调理要点，推荐了相应的食疗方和中医疗法。

功能性便秘

功能性便秘是指排便次数减少、粪便量减少、粪便干结、排便费力等。其原因主要有进食量少、食物中缺乏纤维素或水分、精神紧张、过度疲劳、生活规律改变、排便习惯不良、活动少、滥用泻药等。其主要症状有：便意少，便次也少；排便艰难、费力；排便不畅；大便干结、硬便，有排便不净感；伴有腹痛或腹部不适。部分功能性便秘患者还伴有失眠、烦躁、多梦、抑郁、焦虑等精神心理障碍。

便秘饮食原则

①增加膳食纤维摄入量。膳食纤维在肠道中可吸收水分，增加粪便体积和重量，刺激肠道蠕动，促进粪便排出。富含膳食纤维的食物有蔬菜、水果和粗粮，如白菜、包菜、苋菜、芹菜、生菜、莴笋、韭菜、黄瓜、南瓜、红薯、苹果、香蕉、梨、橘子、橙子、木瓜、菠萝、桃子、哈密瓜、玉米、小米、黑米、糙米及各种豆类等。

②增加维生素B_1的摄入量。可促进肠胃蠕动，有利于食物的消化吸收。富含维生素B_1的食物有麦麸、粗粮、蔬菜、豆类及其制品。

③多喝水。尤其在夏季要注意及时补充水分，有利于软化粪便、促进排便。

④为了减少粪便与肠道的摩擦力，建议每周吃一次红烧肉等含较多脂肪的食物，并搭配芹菜腐竹、醋烹豆芽、香菇油菜、虾皮菠菜等含粗纤维多的菜肴。

⑤忌食油腻辛辣食物，容易影响肠胃功能，加重便秘，如肥肉、油炸食品、辣椒、花椒、大蒜、芥末等。

便秘生活调理

①保持精神放松、愉悦，能有效缓解便秘症状。

②养成良好的排便习惯，不可忽视便意，不要拖延，平常有便意时一定要尽快上厕所。

③合理安排生活和工作，做到劳逸结合。适当的文体活动，特别是腹肌的锻炼，有利于肠道功能的改善，久坐少动和精神高度集中的脑力劳动者更要适量增加运动量。

④不要长期服用泻药，以免损伤肠道，反而加重便秘。

改善便秘食疗方

五仁大米粥

原料：水发大米 135 克，花生米、瓜子仁、杏仁、核桃仁、白芝麻、白糖各少许

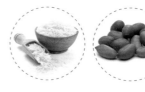

做法：

1.砂锅中注入适量清水烧热，倒入洗净的花生米、瓜子仁、杏仁、核桃仁、白芝麻、大米，搅拌均匀，盖上盖，烧开后用小火煮约 50 分钟，至食材熟透。

2.揭盖，加入少许白糖，拌匀，用中火煮至白糖溶化。

3.关火后盛出煮好的粥即可。

鸡肉拌黄瓜

原料：黄瓜 80 克，熟鸡肉 70 克，香菜 10 克，红椒 30 克，蒜末 20 克，白糖 2 克，芝麻油、盐、鸡粉各适量

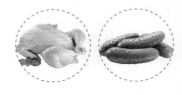

 做法：

1. 洗净的黄瓜斜刀切片，再切成粗丝；洗净的红椒切开去籽，切成丝；熟鸡肉用手撕成小块，待用。

2. 取一个碗，倒入黄瓜丝、鸡肉块，再加入红椒丝、蒜末，再放入盐、鸡粉、白糖。

3. 淋上芝麻油，拌匀，取一个盘子，将拌好的食材倒入，再放上备好的香菜即可。

芝麻猪肝山楂粥

原料：猪肝 150 克，水发大米 120 克，山楂 100 克，水发花生米 90 克，白芝麻 15 克，葱花少许，盐、鸡粉各适量，水淀粉、食用油各适量

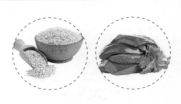

 做法：

1. 将洗净的山楂去除头尾，去除果核，切成小块；洗好的猪肝切成薄片，装入碗中，放入盐、鸡粉、水淀粉、食用油，腌渍约 10 分钟，使其入味。

2. 砂锅中注入适量清水烧开，倒入大米、花生米，快速搅拌一会儿，使材料散开，盖上盖，煮沸后用小火煮约 30 分钟，至食材熟软。

3. 揭盖，倒入切好的山楂，撒上洗净的白芝麻，拌匀，煮约 15 分钟，至食材熟透。

4. 放入腌渍好的猪肝，拌煮至变色，加入盐、鸡粉，拌匀，煮至米粥入味。盛出煮好的猪肝粥，装入汤碗中，撒上葱花即成。

按摩改善便秘

◎ **取穴：** 支沟、上巨虚、三阴交、气海

◎ **定位：**

支沟位于前臂背侧，手背腕横纹中点直上3寸，前臂两骨之间凹陷处。

上巨虚位于足三里穴下3寸处。

三阴交位于小腿内侧，当足内踝尖上3寸，胫骨内侧缘后方。

气海位于下腹部，前正中线上，当脐下1.5寸。

◎ **操作：**

①将拇指指尖放于患者前臂背侧的支沟穴上，以局部感到胀痛为宜，每次按压5分钟，每天3次。

②用拇指指尖放于下肢上的巨虚穴上，微用力压揉，以局部有酸胀痛为宜，每次按压5分钟，每天3次。

③将拇指指尖放于小腿内侧的三阴交穴上，微用力压揉3~5分钟，每天3次。

④将食指、中指、无名指三指并拢，放于患者下腹部的气海穴上，力度轻柔，以环形按揉5分钟，每天3次。

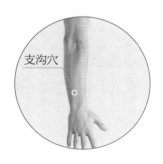

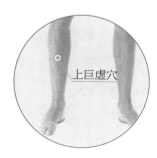

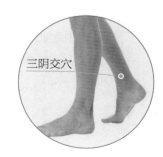

痔疮

　　痔疮又称痔病，是人体直肠末端黏膜下和肛管皮肤下静脉丛发生扩张和屈曲所形成的柔软静脉团，包括内痔、外痔、混合痔。病因尚未完全明确，可能与多种因素有关。

　　痔疮的症状是患处作痛、便血，严重时痔块会脱出肛门外（脱垂），排便后才缩回。痔疮轻者给人的正常生活带来不便，重者影响健康。如便血日久，可致不同程度的贫血，甚至出血性休克。痔疮感染严重时，可经过血液系统引起全身感染，后果严重。

痔疮饮食原则

　　①"食不厌粗"。粗加工的食物，如小米、高粱米、红薯等；含有较多的营养素和膳食纤维的食物，如新鲜蔬菜、水果、银耳、海带等，适合便秘或痔疮患者食用，有利于大便通畅。

　　②忌食辛辣刺激的食物和热性食物，如辣椒、生姜、羊肉等，会刺激直肠肛门黏膜，引起血管扩张及充血，加重病情。

　　③摄取具有润肠作用的食物，如梨、香蕉、蜂蜜、芝麻油等。

　　④宜选用质地偏凉的食物，如黄瓜、苦瓜、冬瓜、西瓜、藕、芹菜、菠菜、蘑菇、鸭蛋、鸭肉等。

痔疮生活调理

　　①戒烟戒酒，烟酒能刺激直肠肛门黏膜，使痔疮加重。

　　②排便后要注意肛门的卫生，保持清洁，有条件时便后应清洗或坐浴。

③运动有助于增强肠蠕动，同时使肛门括约肌呈收缩与松弛的交替运动，有利于防止痔疮的形成。

④治疗原发病。对于患有全身性慢性疾病的患者，注意营养素的补充和治疗，可以减少痔疮的发生。

改善痔疮食疗方

鸡肝豆苗汤

原料：鸡肝130克，豌豆苗90克，姜片少许，盐2克，鸡粉2克，胡椒粉2克，食用油适量

做法：

1.洗净的姜片拍碎，切成碎末；洗好的鸡肝切成小块。

2.锅中注入适量清水烧开，加入适量食用油、盐、鸡粉，搅匀，撒上姜末，倒入鸡肝，拌匀，用大火煮至变色，加入胡椒粉，拌匀。

3.待鸡肝八九成熟时，倒入洗净的豌豆苗。

4.搅拌匀，煮至熟软，盛出煮好的汤料，装入碗中即可。

猪血韭菜豆腐汤

原料：韭菜85克，豆腐140克，黄豆芽70克，高汤300毫升，猪血150克，盐、鸡粉、白胡椒粉各2克，芝麻油5毫升

 做法：

1.洗净的豆腐切块；处理好的猪血切小块；洗好的韭菜切段；洗净的黄豆芽切段。

2.锅置于火上，倒入高汤，大火烧开，倒入豆腐块、猪血块，拌匀煮沸，放入黄豆芽段、韭菜段，拌匀，煮熟。

3.加入盐、鸡粉、白胡椒粉、芝麻油，拌至入味，盛出即可。

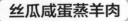
丝瓜咸蛋蒸羊肉

原料： 丝瓜160克，羊肉230克，咸蛋黄2个，姜蓉5克，蒜片10克，葱花3克，胡椒粉1克，盐2克，淀粉10克，生抽5毫升，料酒10毫升

 做法：

1. 将洗净去皮的丝瓜切段；洗好的羊肉切片；备好的咸蛋黄切碎。
2. 把羊肉装碗中，加入料酒、生抽、盐、姜蓉、胡椒粉、淀粉，拌匀腌渍。
3. 取一蒸盘，摆上丝瓜段，放入腌好的羊肉片，撒上蒜片、蛋黄末，摆盘。
4. 蒸锅烧开水后放入蒸盘，蒸至食材熟透，取出，趁热撒上葱花即可。

刮痧疗法治痔疮

◎ **取穴：** 肾俞、大肠俞、孔最、足三里

◎ **定位：**

肾俞位于第二腰椎棘突下，旁开1.5寸处。

大肠俞位于腰部，当第四腰椎棘突下，旁开1.5寸。

孔最位于前臂掌面桡侧，当尺泽与太渊连线上，腕横纹上7寸处。

足三里位于外膝眼下3寸，距胫骨外侧约一横指处。

◎ **操作：**

在穴位上抹上经络油，用面刮法从上而下刮拭肾俞穴、大肠俞穴、孔最穴、足三里穴，力度微重，出痧为度。

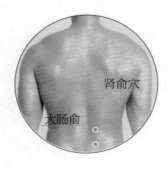
肾俞穴
大肠俞

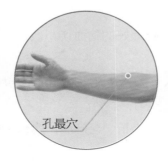
孔最穴

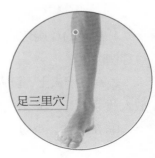
足三里穴

拔罐疗法治痔疮

◎ **取穴：** 大肠俞、足三里、三阴交、委中

◎ **定位：**

大肠俞位于腰部，当第四腰椎棘突下，旁开1.5寸。

足三里位于外膝眼下3寸，距胫骨前嵴一横指，当胫骨前肌上。

三阴交位于小腿内侧，当足内踝尖上3寸，胫骨内侧缘后方。

委中位于腘窝横纹中两筋之间。

◎ **操作：**

用毛巾将大肠俞穴清洁干净，用火罐留罐5~10分钟，隔天一次。

用毛巾将足三里穴、三阴交穴、委中穴清洁干净，用气罐留罐10~15分钟，隔天一次。

◎ **小贴士：** 孕妇及老年心脏病患者不宜拔罐。

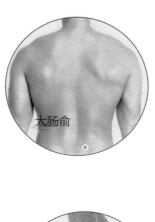

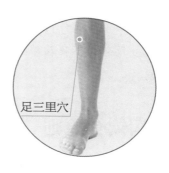

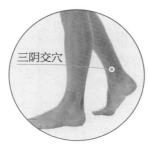

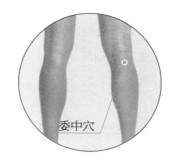

腹泻

腹泻是指排便次数比平日明显增多，大便稀薄，每日排便量超过200克，或含有未消化的食物或脓血。慢性腹泻指病程在两个月以上的腹泻或间歇期在2~4周内的复发性腹泻。

慢性腹泻的原因很复杂，如肠道功能紊乱、食物不洁等，另外，大肠癌、胃癌、萎缩性胃炎、溃疡性结肠炎等胃肠道疾病，肝癌、慢性肝炎、肝硬化等肝、胆囊、胰腺疾病，糖尿病、甲亢、尿毒症等全身性疾病，通常都先表现为慢性腹泻。

慢性腹泻的主要症状有大便次数增多，便稀，甚至带脓血，持续两个月以上。因病因不同而伴有腹痛、发热、消瘦、腹部肿块或消化性溃疡等。慢性腹泻可导致营养不良及维生素缺乏症、肺炎、败血症、中毒性肝炎以及其他并发症。

腹泻饮食原则

①忌食生冷、油腻、辛辣刺激、不易消化的坚硬食物，如生冷瓜果、肥肉、油酥点心、辣椒、烈酒、芥末、火腿、香肠、腌肉等。

②忌食含有粗纤维多的食物，如芹菜、韭菜、榨菜等。

③宜吃低脂肪、高蛋白、易于消化的食物，如瘦肉、鸡、虾、鱼、豆制品、挂面、粥、烂饭等，烹调方式宜用蒸、煮、氽、烩、烧等，禁用油炸、爆炒。

④注意补充水分，脱水严重时要补充淡盐水。

⑤可以适当食用一些健脾止泻的食物，如薏苡仁、山药、大枣、栗子、芡实等。

腹泻生活调理

①注意保暖，重点保护腰部和腹部，避免受寒。

②在精神情绪方面，要保持乐观、积极向上的精神状态，避免过度忧思恼怒。中医认为情绪不佳可导致肝气郁结，进而克伐脾土，而当心情愉悦时，肝气自然舒畅，可使胃肠保持良好的消化吸收功能，从而预防腹泻的发生。

③要做到起居有常、劳逸结合，尽量不要熬夜，戒除吸烟、饮酒等不良生活习惯，适当参加体育锻炼，如太极拳、慢跑等，增强肠道功能，减少腹泻的发生。

改善腹泻食疗方

 拔丝苹果

原料：去皮苹果2个，高筋面粉90克，泡打粉60克，熟白芝麻20克，白糖、食用油各适量

做法：

1.洗净的苹果切开，去籽，切块。

2.取一碗，倒入部分高筋面粉、泡打粉，注入清水，用筷子搅拌均匀，制成面糊。

3.取一盘，放入苹果块，撒上剩余的高筋面粉，混合均匀，将苹果块倒入面糊中，用筷子搅拌均匀，使其充分混合。

4.热锅注油，烧至五成热，放入苹果块，油炸约3分钟至金黄色，捞出炸好的苹果块，沥干油，装盘待用。

5.锅底留油，加入白糖，边搅拌边煮至白糖溶化。

6.倒入苹果块，炒匀，盛出炒好的苹果，装入盘中，撒上熟白芝麻即可。

银耳莲子羹

原料： 石榴果肉 120 克，水发银耳 150 克，水发莲子 80 克，白糖 5 克，水淀粉 10 毫升

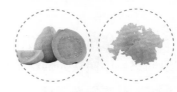

🍲 **做法：**

1. 将泡发洗好的银耳切成小块；取榨汁机，倒入石榴果肉、矿泉水，榨取石榴汁。

2. 砂锅中注入适量清水烧开，放入莲子、银耳，烧开后用小火炖 30 分钟。

3. 揭开盖，倒入石榴汁，搅匀煮沸，加入白糖，拌匀煮至溶化，淋入水淀粉拌匀，盛出即可。

拔罐疗法治腹泻

◎ **取穴：** 中脘、天枢、关元、足三里

◎ **定位：**

中脘位于上腹部，前正中线上，当脐上4寸。

天枢位于腹中部，平脐中，距脐中2寸。

关元位于下腹部，前正中线上，当脐下3寸。

足三里位于外膝眼下3寸，距胫骨前嵴一横指，当胫骨前肌上。

◎ **操作：**

清洁穴位，将火罐扣在中脘穴上，留罐10～15分钟后将罐取下。

清洁穴位，用拔罐器将气罐拔取在天枢穴、关元穴、足三里穴上，留罐10～15分钟后将罐取下。

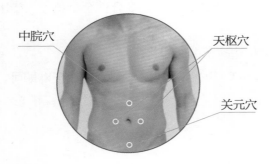

中脘穴　天枢穴　关元穴

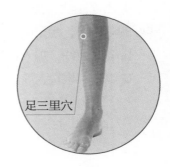

足三里穴

艾灸疗法治腹泻

◎ **取穴：** 中脘、天枢、神阙、气海

◎ **定位：**

中脘位于上腹部，前正中线上，当脐中上4寸。

天枢位于腹中部，平脐中，距脐中2寸。

神阙位于脐窝正中，即肚脐。

气海位于下腹部正中线上，当脐下1.5寸处。

◎ **操作：**

用艾条温和灸，分别灸治中脘穴和神阙穴5～10分钟，一天一次。

用艾条回旋灸，灸治天枢穴10分钟，一天一次。

用艾条雀啄灸，灸治气海穴5～10分钟，一天一次。

◎ **小贴士：**

艾灸完，如果出现轻微疲劳乏力、精神不济等反应，属正常现象。

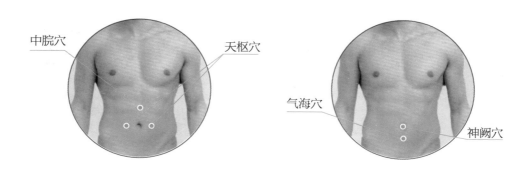

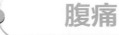

腹痛

　　腹痛即俗称的肚子痛，其疼痛范围包括从胸部以下到小腹的区域，是内科疾病中的一种常见症状。

　　引发腹痛的疾病有很多，所以在腹痛急性发作时必须及时做出诊断，再采取相应措施。急性腹痛千万不能乱用止痛药，这是因为某些疾病引起的急性腹痛在开始时比较隐晦，需要观察一段时间。如果在这个阶段服用了止痛药，往往就因疼痛减轻或消失而掩盖了疾病的症状，而实际上病情仍然在继续发展。等到止痛药的药效消失，疼痛症状重新出现时，往往病情已较严重，给治疗带来诸多不利。

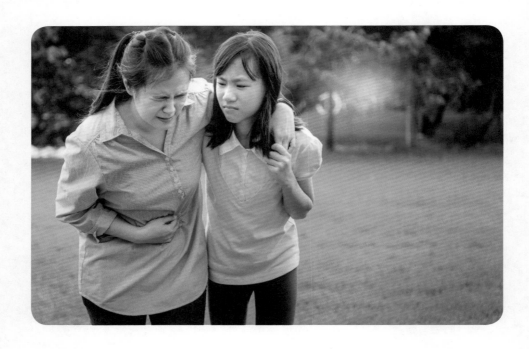

如果发生腹痛，不是剧烈疼痛，而是因腹胀、腹泻、胃痛等原因导致的腹痛，可以选择热敷来缓解。热敷对于腹腔内发炎或痉挛性疼痛，可以减轻症状。如果是由于腹泻导致的腹痛，排便之后，腹痛大大减轻，再配合热敷，很快就能止痛。

◎ **热敷有两种方法：**

（1）使用热水袋，水温以60~80℃为宜，将热水灌至热水袋的三分之二即可，排出袋内气体，拧紧螺旋盖，装进布套内或用毛巾裹好，放在腹痛部位。也可把盐、米或沙子炒热后装入布袋内，代替热水袋热敷。一般每次热敷20~30分钟，每天3~4次。

（2）把毛巾在热水中浸湿，拧干后敷于腹痛部位。在热毛巾外面可以再盖一层毛巾或棉垫，以保持热度。一般每5分钟更换一次毛巾，最好两条毛巾交替使用。每次热敷时间15~20分钟，每天敷3~4次。

腹部的中脘穴（胸骨下端和肚脐连接线中点）也是缓解胃肠不适的重要穴位。身体取仰卧位，放松肌肉，一面缓缓吐气，一面用指头使劲下压，按压6秒后离手，再按压，重复10次。此外，用手掌顺时针缓慢按摩腹部，也可达到舒缓腹部疼痛的效果。

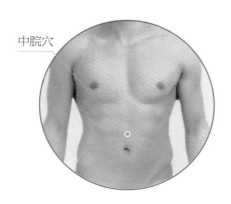

中脘穴

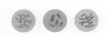

腹胀

　　很多人都有过腹胀的不适经历，其根本原因就是肠胃内部有多余气体存在。这些气体多是肠胃食物残渣中的淀粉经细菌发酵引起的，成分有二氧化碳、甲烷等。此外，蛋白质腐败会产生氨、硫化氢这些臭气。一般情况下，这些气体大部分为肠壁所吸收，不会使人觉得腹胀，偶尔多一点儿时，肠道里的气体会通过放屁排放出去，胃部的气体会通过打嗝等方式排出。但如果气体过量，就会在短时间内产生腹胀。

　　生姜、菠萝、柚子、芹菜等食物可以有效缓解胀气，日常生活中可以经常食用。如果觉得做菜麻烦，可以喝点薄荷姜茶。茶叶6克、薄荷3克、鲜姜3片、白糖适量，将生姜放入水中煮沸，煮出姜汁，趁热倒入放有茶叶和薄荷的杯中，根据个人口味，加入适量白糖调味。每天饮用1~2次。

　　按摩腹部是消除腹胀最有效、最简单的方法，只要感觉肚子胀，随时随地都可进行。首先从腹中线向两侧分推，由上腹部向下腹部分推，反复3遍。然后用手掌按摩腹部，先从腹中央开始，顺时针环转按摩腹部，并由内逐渐向外环转，做50次左右，反向再做50次左右。最后反复搓热双手，在腹部进行热敷，操作2~3分钟即可。

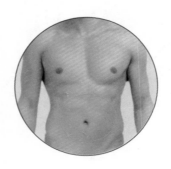

肠鸣

很多人把肚子饥饿时发出的声音误认为是肠鸣。其实，这个声音来自胃而非肠。胃蠕动引发的"咕咕"声往往是饥饿的信号，而小肠蠕动发出的声音才被称为肠鸣音。

正常情况下，肠道每分钟鸣叫4~5次，饭后会变得频繁一些。如果这时用手按住腹部，声音会更明显。若肠鸣次数多，响声也加大，肠鸣音出现时感觉肠子在活动，甚至出现频繁腹泻，这种情况要警惕肠炎、菌痢、阿米巴痢疾等疾病。如果伴有腹痛、腹胀、排便异常，症状持续或反复发生超过3个月，最好及时到消化内科就诊。

肠鸣音降低或消失与亢进相反，肠鸣音次数显著减少，音响低落，甚至根本听不到肠鸣音，这是腹腔里有炎症、损伤、出血等情况的不良征兆。

如果肠鸣影响到了生活，就需要进行调理或治疗。这里推荐一款改善肠鸣症状的食疗方——姜枣桂圆汤。

干姜10克（切薄片），大枣30克，桂圆30克，红糖20克。将干姜、大枣、桂圆加500毫升清水煎煮约15分钟，加入红糖拌匀即可。随餐食用，早中晚各一次。

除了食疗，艾灸神阙穴能有效改善肠鸣。将艾条点燃，对着神阙穴艾灸，以温热为度。每天一次，每次一根艾条（10厘米左右），肠鸣多则一天可增加到3次。

神阙穴

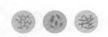

屁多、屁臭

屁的产生，是因为我们吃的食物有些未被分解，未被分解的部分包含纤维和糖类，它们就成为大肠菌的食物。大肠菌"饱餐"后就会排气，这些气体在体内累积，造成一股气压，当压力太大时，自然就会放屁了。如果有人屁多到明显超出了正常水平（10~15次/天），而且味道还很臭，那就表明这个人的生理功能很有可能已经出现了问题，应尽早就诊。

有时放屁过多可能与吃了过多的淀粉类食物有关，比如甜食、红薯、土豆等。此外，多吃面食的人放屁也会增多，因为这类食物会使肠腔产气过多，导致放屁增多，粪便量加大。这类人群只需要减少淀粉类食物，增加蔬菜类食物，同时多喝水，就可缓解屁多症状。

对于出现臭屁的原因可能有两种：

大便稀，放出来的屁屎臭味很浓，大便结束，屁也就停了。

臭味浓烈，很像臭鸡蛋的味道，这是由于进食过多的蛋白质食物，使肠道发生了食物滞留，滞留的蛋白质食物在消化道内被分解后产生了胺类，胺就具有这种恶臭味。解决的办法是减少蛋白质的摄入量。

长按肚脐可以有效减少放屁的频率，具体做法是：取卧位，去除上衣露出腹部，双手五指合拢，以肚脐为中心，先用左手掌根逆时针按摩80次，再用右手掌根顺时针按摩80次，最后用左手逆时针按摩100次。

屁多、屁臭除了物理疗法外，食疗也具有不错的疗效。这里向大家推荐薏米红豆粥。

薏米30克，红豆20克。将红豆和薏米分别洗净，浸泡约2小时，一起倒入锅中，加适量清水，大火烧开后转小火慢慢煮，至食材煮烂即可。每日一次，佐餐食用。

功能性消化不良

功能性消化不良的原因主要有进食后胃受容性舒张发生障碍、胃及十二指肠运动协调紊乱、内脏高敏等。不良饮食习惯、心理因素、环境因素和社会因素会影响、加重病情。功能性消化不良的主要症状有上腹痛、上腹胀、早饱、嗳气、食欲不振、恶心、呕吐等，常伴有失眠、焦虑、抑郁、头痛、注意力不集中等精神症状。

功能性消化不良饮食原则

①饮食要清淡，多吃易消化的食物，如粥、面条等。

②细嚼慢咽，把食物尽可能嚼碎，可以减轻胃的负担。若进食过急，加上不停地谈话，会在无意中吸入较多空气，引致胃肠胀气。

③饮食规律，定时定量，进食时要集中精力，有助于胃液分泌、胃肠运动协调，令食物消化更加顺利；少食多餐，避免暴饮暴食；晚饭不要吃太多，饭后不能立即睡觉，以减轻肠胃负担，避免消化不良症状。

④适当吃些带咸味的馒头干以中和胃酸，少喝牛奶、豆浆等容易产气的饮品，禁用浓缩型肉汤和碱性食品。

⑤少吃油腻辛辣刺激食物，如肥肉、油炸食品、辣椒、花椒、大蒜、芥末、生姜等；忌食生冷、酸辣和坚硬的食物以及咖啡、浓茶等。

⑥少吃难以消化的食物，忌食易致胀气的食物，如咸鸭蛋、松花蛋、干豆类、洋葱、土豆、红薯以及甜食，以免影响肠道的运化，而加重症状。

功能性消化不良生活调理

①戒烟戒酒。烟酒会刺激肠道，导致肠道不适，从而影响消化功能。

②适当运动能够加强肠道的作用，从而增强消化功能，避免消化不良。

③减轻精神压力，保持乐观心理与愉快心情。功能性消化不良是心理和精神的不良应激，压力过大容易影响肠道消化功能。

④肥胖者适当减肥，有助于减轻肠道负担。

按摩疗法治功能性消化不良

◎ **取穴：** 下脘、劳宫、足三里、四缝

◎ **定位：**

下脘位于上腹部，前正中线上，当脐上2寸。

劳宫位于掌区，横平第三掌指关节近端，第二、三掌骨之间，偏于第三掌骨。

足三里位于小腿前外侧，当犊鼻下3寸，距胫骨前缘一横指（中指）。

四缝在第2~5指掌侧，近端指关节的中央，一侧四穴。

◎ **操作：**

用食指、中指指尖按揉下脘穴3~5分钟，每天坚持。

用拇指揉按劳宫穴100~200次，每天坚持。

用拇指指腹推按足三里穴1~3分钟，长期按摩。

用拇指指尖掐揉四缝穴，每穴掐揉2~3分钟，可长期掐揉。

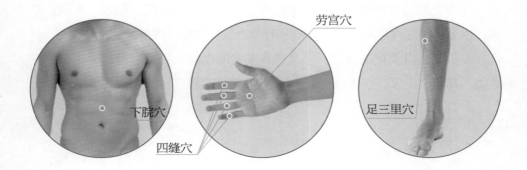

劳宫穴

下脘穴

四缝穴

足三里穴

刮痧疗法治功能性消化不良

◎ **取穴：** 肺俞、肝俞、脾俞、胃俞

◎ **定位：**

肺俞位于背部，当第三胸椎棘突下，旁开1.5寸。

肝俞位于背部，当第九胸椎棘突下，旁开1.5寸。

脾俞位于背部，当第十一胸椎棘突下，旁开1.5寸。

胃俞位于背部，当第十二胸椎棘突下，旁开1.5寸。

◎ **操作：**

在肺俞穴、肝俞穴上抹上经络油，用面刮法从上向下刮拭3～5分钟，隔天一次。

在脾俞穴上抹上经络油，用面刮法从中间向外侧刮拭3~5分钟，隔天一次。

在胃俞穴上抹上经络油，用面刮法从上而下刮拭，力度微重，出痧为度，隔天一次。

◎ **小贴士：**

刮痧后饮一杯热水，不但可以补充消耗的津液，还能促进新陈代谢。

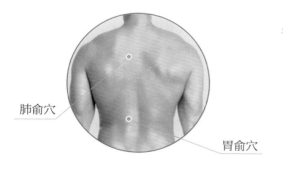

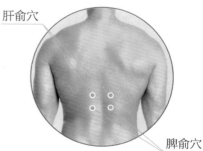

肠易激综合征

肠易激综合征是临床上最常见的一种肠道功能性疾病，是一种有特殊病理生理基础的、独立性的肠功能紊乱性疾病。肠易激综合征的特征是肠道壁无器质性病变，但整个肠道对刺激的生理反应有过度或反常现象，表现为腹痛、腹泻或便秘或腹泻与便秘交替，有时粪中带有大量黏液。根据临床特点的不同，可以分为腹泻型、便秘型、腹泻便秘交替型和胀气型。

肠易激综合征的病因尚不明确，饮食、药物、激素和情绪因素都能促发或加重这种病。肠易激综合征的主要症状有腹痛、腹泻、便秘、失眠、焦虑、抑郁、头昏、头痛等。

肠易激综合征饮食原则

①饮食定量，少食多餐，不过饥过饱，不暴饮暴食。

②忌食油腻、辛辣、冰冻、生冷食物，如肥肉、油炸食品、奶油、黄油、辣椒、芥末、冰镇饮料、生冷瓜果等。

③对疑似不耐受的食物，如虾、蟹、牛奶、花生等尽量不要食用。

④腹泻患者应食少渣、易消化、低脂肪、高蛋白食物，便秘者应食多纤维蔬菜、粗粮，多饮水。

肠易激综合征生活调理

①戒烟戒酒，烟酒会刺激肠道，加重腹泻、便秘、失眠等症状。

②劳逸结合，适当参加文体活动，积极锻炼身体，增强体质，预防疾病。

③解除紧张情绪，保持乐观态度。

④便秘者尽量避免使用各种泻药。热水袋、按摩、日光浴和温水浴、频谱治疗仪等有一定作用。

肠易激综合征食疗方

竹笋炒鸡丝

原料：竹笋 170 克，鸡胸肉 230 克，彩椒 35 克，姜末、蒜末各少许，料酒 3 毫升，盐、鸡粉、水淀粉、食用油各适量

做法：

1. 竹笋切细丝；彩椒去蒂，切粗丝；鸡胸肉切细丝，加入盐、鸡粉、水淀粉、食用油，拌匀，腌渍约 10 分钟。

2. 热锅注油，倒入姜末、蒜末，爆香，倒入鸡胸肉，炒匀，淋入料酒炒香，倒入彩椒丝、竹笋丝，炒匀。

3. 加入盐、鸡粉，炒匀调味，倒入水淀粉勾芡，炒至食材入味即可。

莲藕菱角排骨汤

原料：排骨 300 克，莲藕 150 克，菱角 30 克，胡萝卜 80 克，姜片少许，盐 2 克，鸡粉 3 克，胡椒粉、料酒各适量

做法：

1. 菱角对半切开；胡萝卜切滚刀块；莲藕切滚刀块。

2. 锅中注入清水烧开，倒入排骨块、料酒，略煮一会儿，汆去血水，捞出。

3. 砂锅中注入清水烧开，放入排骨、莲藕、胡萝卜、菱角，拌匀，盖上盖，用小火煮 5 分钟。

4. 揭盖，放入姜片，续煮 25 分钟至食材熟透，加入盐、鸡粉、胡椒粉，拌匀，盛出煮好的汤料，装入碗中即可。

红豆腰果燕麦粥

原料：水发红豆90克，燕麦85克，腰果40克，冰糖20克，食用油适量

做法：

1.热锅注油，烧至四成热，倒入腰果，炸至金黄色捞出，沥干油，捣碎成末。

2.砂锅中注入清水烧开，倒入洗净的燕麦、红豆，搅匀，盖上盖，烧开后用小火煮40分钟，至食材熟透。

3.揭开锅盖，倒入冰糖，搅拌至冰糖溶化，关火后盛出煮好的粥，装入碗中，撒上腰果碎即可。

按摩疗法治肠易激综合征

◎ **取穴：** 鸠尾、中脘、建里、气海

◎ **定位：**

鸠尾位于上腹部，前正中线上，当胸剑结合部下1寸。

中脘位于上腹部，前正中线上，当脐上4寸。

建里位于上腹部，前正中线上，当脐上3寸。

气海位于下腹部，前正中线上，当脐下1.5寸。

◎ **操作：**

用中指指尖顺时针揉按鸠尾穴2～3分钟。

掌心朝下，用手掌抚摸腹部的中脘穴、建里穴、气海穴，感到舒畅后，手掌缓慢地加力，抚摸20分钟。

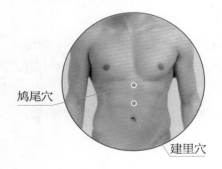

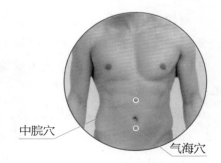

艾灸疗法治肠易激综合征

◎ **取穴：** 中脘、神阙、气海、小肠俞

◎ **定位：**

中脘位于上腹部，前正中线上，当脐上4寸。

神阙位于脐窝正中，即肚脐。

气海位于下腹部正中线上，当脐下1.5寸处。

小肠俞位于人体的骶部，当骶正中嵴旁1.5寸，平第一骶后孔。

◎ **操作：**

将燃着的艾灸盒分别放于中脘穴、神阙穴、气海穴上，灸治10～15分钟，以局部皮肤出现深红晕湿润为度。

用艾条温和灸小肠俞穴5~20分钟，每日一次。

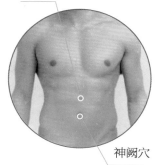
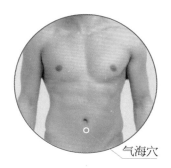
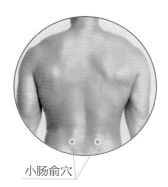

胃肠型感冒

胃肠型感冒是感冒的一种，表现为胃肠道的不适。其发生原因主要是病毒和细菌的感染和饮食过敏，细菌和病毒在喉部定植发炎后，会顺着唾液进入胃肠，引起胃肠的不适。胃肠型感冒的主要症状有胃胀、腹痛、呕吐、腹泻，一天排便多次，身体乏力，严重时还会脱水。如果病毒影响到肝、肾等脏器，会增加肝肾的负担；如果病毒侵入心脏、大脑，则会导致病毒性心肌炎、病毒性脑炎等疾病。

胃肠型感冒饮食原则

①多喝水，最好是温热的白开水或淡盐水，尽量少喝或者不喝饮料。由于患者会多次腹泻，体内会丢失较多的水分和电解质，因此要鼓励患者少量多次饮水，最好喝些少油腻、带咸味的菜汤。

②吃新鲜的蔬菜和水果，最好是具有清热解毒功效的，如白菜、番茄、茭白、胡萝卜、白萝卜、冬瓜、苦瓜、南瓜、黄瓜、芒果、苹果、梨、柠檬、橄榄等；多吃易于消化的食物，如大米粥、小米粥、面条等。

③少吃油腻和辛辣刺激的食物，如肥肉、油炸食品、辣椒、花椒、大蒜、芥末、生姜等。

④适量少吃，让肠胃得到休息，不要暴饮暴食。

胃肠型感冒生活调理

①戒烟戒酒，烟和酒容易刺激胃肠道，加重感冒症状。
②注意卫生，勤洗手，防止病从口入。

③做好防护工作，室内保持空气流通，少去人多拥挤的公共场所，避免传染。

④如体温超过38.5℃，应尽快到医院治疗，遵医嘱减少口服各种消炎、止痛、退热药物，减少对胃肠道的刺激。

胃肠型感冒食疗方

银杏香菇肉片

原料：鲜香菇60克，瘦肉100克，竹笋80克，银杏20克，姜片、葱段各少许，盐适量，料酒8毫升，生抽4毫升，鸡粉、生粉各5克，水淀粉少许，食用油适量

做法：

1. 香菇去蒂切成片；竹笋切成片；瘦肉切成片，加盐、生粉、食用油腌渍。
2. 用油起锅，倒入姜片、葱段，爆香，倒入肉片，翻炒至转色，倒入盘中。
3. 热锅注油烧热，倒入香菇、竹笋、银杏，炒软，放入盐、鸡粉、料酒、生抽，炒至入味，倒入肉片炒香，淋入水淀粉，翻炒收汁，盛出即可。

蒸红袍莲子

原料：水发红莲子80克，大枣150克，白糖3克，水淀粉5毫升，食用油适量

做法：

1. 大枣用剪刀剪开，去除枣核。
2. 将泡发好的莲子放入大枣中，装入盘中，再注入少量温开水。
3. 蒸锅上火烧开，放上大枣，盖上锅盖，中火蒸30分钟至熟软，取出。
4. 将剩余的汁液倒入锅中，烧热，加入白糖、食用油、水淀粉，调成糖汁，将糖汁浇在大枣上即可。

胡萝卜糊

原料：胡萝卜碎 100 克，粳米粉 80 克，清水适量

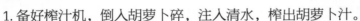做法：

1. 备好榨汁机，倒入胡萝卜碎，注入清水，榨出胡萝卜汁。

2. 把粳米粉装入碗中，倒入榨好的汁水，边倒边搅拌，调成米糊。

3. 锅置于旺火上，倒入米糊，拌匀，煮约 2 分钟，使食材成浓稠的黏糊状，盛入小碗中，稍微冷却后即可食用。

按摩疗法治胃肠型感冒

◎ **取穴：** 大椎、风门、肺俞、委中

◎ **定位：**

大椎位于后正中线上，第七颈椎棘突下。

风门位于第二胸椎棘突下，旁开1.5寸。

肺俞位于第三胸椎棘突下，旁开1.5寸。

委中位于腘窝横纹中两筋之间。

◎ **操作：**

将食指、中指并拢，两指指腹揉按大椎穴100~200次。

用拇指按揉风门穴100~200次。

用拇指按揉肺俞穴100~200次。

用拇指按揉委中穴100~200次。

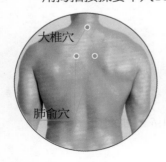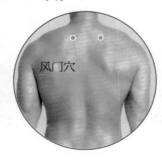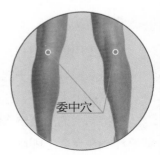

艾灸疗法治胃肠型感冒

◎ **取穴：** 大椎、风池、中脘、神阙

◎ **定位：**

大椎位于颈部，后正中线上，第七颈椎棘突下。

风池位于项部，当枕骨之下，胸锁乳突肌与斜方肌上端之间的凹陷处。

中脘位于人体上腹部，前正中线上，当脐上4寸。

神阙位于脐窝正中，即肚脐。

◎ **操作：**

用艾条温和灸，灸治大椎穴10~15分钟，一天一次。

用艾条温和灸，灸治风池穴5~10分钟，一天一次。

用艾条温和灸，灸治中脘穴、神阙穴各5~10分钟，一天一次。

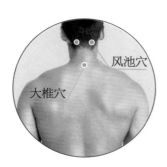
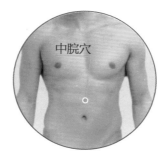
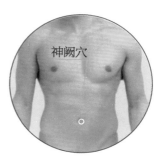

急性肠炎

急性肠炎多因饮食不洁引起，起病迅速。急性肠炎患者多表现为恶心、呕吐、腹泻，可伴有腹部阵发性绞痛、发热、全身酸痛等症状，严重患者有失水、酸中毒、休克等症状。一般患者的病程短，数天内可好转自愈。中医将急性肠炎分为寒湿型、湿热型、伤食型三个证型。

急性肠炎饮食原则

①多饮水，适当饮用淡盐水，以及时补钾。
②肉类、禽类、蛋类等要煮熟后方可食用。
③勿进食病死牲畜的肉和内脏。
④不吃腐败变质的食物，不喝生水，生吃瓜果要烫洗。
⑤忌食有润肠通便功效的食物和药物，如杏仁、香蕉、大黄等。

急性肠炎生活调理

①要加强锻炼，增强体质，以提高免疫力，减少犯病的概率。
②养成饭前便后洗手的习惯，以免细菌侵入，引发急性肠炎。
③轻型的急性肠炎早期病人以口服解痉止痛药及抗生素为主。
④中度伴全身症状者除口服药外，还应静脉用药。
⑤重型急性肠炎患者要同时注意调节水、电解质酸碱平衡。

急性肠炎食疗方

乌冬面糊

原料： 乌冬面240克，生菜叶30克，盐少许，鸡粉2克，食用油适量

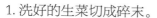 **做法：**

1. 洗好的生菜切成碎末。

2. 锅中注入清水烧开，加入食用油、盐、乌冬面，搅散，煮至熟软，捞出，沥干水分。

3. 将乌冬面置于砧板上，切段，剁成末。

4. 锅中注入清水烧开，加入盐、鸡粉、食用油、乌冬面，搅散，煮约5分钟至其呈糊状，倒入生菜叶，搅匀，煮至熟软，盛出煮好的面糊即可。

肉松鲜豆腐

原料： 肉松30克，火腿50克，小白菜45克，豆腐190克，生抽2毫升，盐、食用油各适量

做法：

1. 豆腐切成小方块；小白菜切成粒；火腿切成粒。

2. 锅中注入清水烧开，放入适量盐，倒入豆腐块，煮1分钟，捞出装碗。

3. 用油起锅，倒入火腿粒，炒出香味，下入切好的小白菜，翻炒均匀，放入生抽、盐，快速炒匀调味。

4. 把炒制好的材料盛放在豆腐块上，最后放上肉松即可。

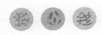

慢性结肠炎

广义而言，结肠的慢性炎症均可称为慢性结肠炎，这是一种慢性、反复性、多发性、因各种致病原因导致肠道的炎性水肿，溃疡、出血病变。

狭义而言，结肠炎即指溃疡性结肠炎。其发病原因尚不十分清楚，病变局限于黏膜及黏膜下层，常见部位为乙状结肠、直肠，甚至整个结肠。

慢性结肠炎饮食原则

①一般应进食相对清淡、柔软、易消化、富有营养和足够热量的食物。

②宜少量多餐，补充多种维生素。勿食生、冷、高脂肪、油腻及多纤维素的食物。

③注意补充蛋白质及维生素。饮食应选用易消化的优质蛋白质食物，如鱼、蛋、豆制品及富含维生素的新鲜嫩叶菜等。最好食用菜汁，以减少纤维的摄入。

④慢性结肠炎病人的消化吸收功能差，应采用易消化的半流质少渣饮食，少量多餐，以增加营养、改善症状。

慢性结肠炎生活调理

①注意劳逸结合，不可太过劳累，保持良好睡眠；暴发型、急性发作和严重慢性型患者，应卧床休息。

②注意衣着，保持冷暖适宜；适当进行体育锻炼以增强体质。

③注意食品卫生，避免肠道感染诱发或加重本病。忌烟酒、辛辣食物、奶和奶制品。

④平时要保持心情舒畅,避免精神刺激,解除各种精神压力。

慢性结肠炎食疗方

鸡蛋苋菜汤

原料:鸡蛋2个,苋菜120克,盐2克,鸡粉2克,食用油适量

做法:

1.将洗好的苋菜切段,装入盘中待用;鸡蛋打入碗中,用筷子打散调匀。

2.用油起锅,倒入切好的苋菜,翻炒一会儿,向锅中注入适量清水,用大火煮沸。

3.揭盖,放入鸡粉、盐,拌匀调味,倒入蛋液,搅拌匀,煮沸,将锅中煮好的汤料盛出,装入碗中即可。

小白菜蟹味菇

原料:小白菜500克,蟹味菇250克,姜片、蒜末、葱段各少许,生抽5毫升,鸡粉、白胡椒粉各5克,水淀粉5毫升,盐、蚝油、食用油各适量

做法:

1.洗净的小白菜切去根部,对半切开。

2.锅中注入清水烧开,加入盐、食用油,拌匀,倒入小白菜、蟹味菇,焯煮片刻,捞出。

3.用油起锅,倒入姜片、蒜末、葱段,爆香,放入蟹味菇、小白菜,炒匀,加入蚝油、生抽,注入清水,加入盐、鸡粉、白胡椒粉,炒匀,倒入水淀粉,翻炒约2分钟至熟,盛出即可。

刮痧疗法治慢性结肠炎

◎ **取穴：** 天枢、关元、内关、足三里

◎ **定位：**

天枢位于脐中旁开2寸。

关元位于下腹部，前正中线上，当脐下3寸。

内关位于伸臂仰掌腕横纹正中上2寸，两筋之间。

足三里位于小腿前外侧，当犊鼻下3寸，距胫骨前缘一横指（中指）。

◎ **操作：**

在穴位上抹上经络油，用角刮法刮拭天枢穴，以出痧为度，隔天一次。

在穴位上涂上经络油，用角刮法刮拭关元穴3~5分钟，隔天一次。

在穴位上抹上经络油，用角刮法从上向下刮拭内关穴3~5分钟，隔天一次。

在穴位上涂上经络油，用面刮法刮拭足三里穴，以潮红发热为度，隔天一次。

◎ **小贴士：**

刮痧时应避风，注意保暖。室温较低时应尽量减少暴露部位，夏季高温时不可在电扇处或有对流风处刮痧。

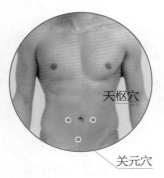

天枢穴

关元穴

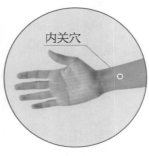

内关穴

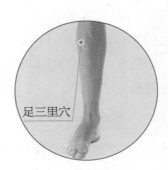

足三里穴

细菌性痢疾

细菌性痢疾是由痢疾杆菌引起的常见急性肠道传染病，以结肠化脓性炎症为主要症状。细菌性痢疾的致病原因是痢疾杆菌随患者的粪便排出，通过污染的手、食品、水源或生活接触，或苍蝇、蟑螂等间接方式传播，最终经口入消化道使易感者感染。细菌性痢疾的主要症状有全身中毒症状和消化道症状，如发冷、发热、腹痛、腹泻、恶心、呕吐、里急后重、排黏液脓血样大便、便次频繁甚至失禁等。

细菌性痢疾饮食原则

①忌食肉类浓汁和动物内脏。因为肉类浓汁和动物内脏中含有大量的含氮浸出物，如嘌呤碱和氨基酸等，加重消化道负担。

②忌食粗纤维和胀气食物，如芥菜、芹菜、韭菜、牛奶、糖、豆制品等。

③忌食辛辣刺激的食物，如韭菜、羊肉、辣椒和浓茶、烈酒、咖啡等。

④忌食生冷、寒凉、坚硬、滑腻的食物，如生冷瓜果、肥肉、奶油、冷饮等。

⑤食用一些易于消化的流质、半流质食物，如粥、汤、面条等。

⑥全面补充营养。如果有失水现象，可以补充口服补液药。

细菌性痢疾生活调理

①戒烟、戒酒，烟酒的刺激容易加重痢疾症状。

②注意环境卫生和个人卫生，不吃腐烂变质的食物，防止病从口入。

③劳逸结合，注意休息，注意腹部保暖，保持心态乐观、放松。

④避免过度劳累，勿使腹部受凉，勿食生冷饮食。

⑤体质虚弱者应及时使用免疫增强剂。当出现肠道菌群失衡时，切忌滥用抗菌药物，立即停止耐药抗菌药物的使用，改用酶生乳酸杆菌，以利于肠道厌氧菌生长。

细菌性痢疾食疗方

银耳莲子羹

原料： 水发银耳 150 克，去皮马蹄 80 克，水发莲子 100 克，冰糖 40 克，枸杞 15 克

 做法：

1. 洗净的马蹄切碎；洗净的莲子用手掰开。
2. 砂锅中注入适量清水烧开，倒入马蹄、莲子、银耳，拌匀。
3. 加盖，大火煮开，转小火煮 1 小时至熟。
4. 揭盖，加入冰糖、枸杞，拌匀。
5. 加盖，续煮 10 分钟至冰糖溶化。
6. 揭盖，稍稍搅拌至入味，盛出煮好的菜肴，装入碗中即可。

拔罐疗法治细菌性痢疾

◎ **取穴：** 天枢、大巨、足三里、脾俞
◎ **定位：**
天枢位于腹中部，平脐中，距脐中2寸。
大巨位于下腹部，当脐下2寸，距前正中线2寸。
足三里位于外膝眼下3寸，距胫骨前嵴一横指，当胫骨前肌上。
脾俞位于背部，当第十一胸椎棘突下，旁开1.5寸。
◎ **操作：**
清洁穴位，用拔罐器将气罐拔取在天枢穴、大巨穴、足三里穴上，每穴

留罐15～20分钟后将罐取下。

清洁穴位，将火罐拔取在脾俞穴上，留罐5～10分钟后取下，隔天一次。

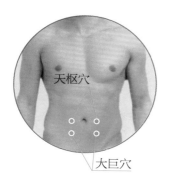

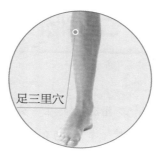

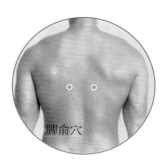

艾灸疗法治细菌性痢疾

◎ **取穴：** 神阙、滑肉门、大巨、中脘

◎ **定位：**

神阙在脐窝正中，即肚脐。

滑肉门在上腹部，当脐中上1寸，距前正中线2寸。

大巨在下腹部，当脐中下2寸，距前正中线2寸。

中脘位于上腹部，前正中线上，当脐上4寸。

◎ **操作：**

用艾条温和灸，灸治神阙穴5～10分钟，一天一次。

用艾条悬灸法，灸治滑肉门穴5～10分钟，一天一次。

用艾条温和灸，灸治大巨穴10分钟，一天一次。

用艾条温和灸，灸治中脘穴5～10分钟，一天一次。

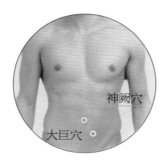

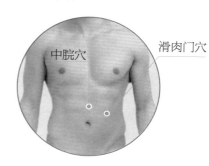

十二指肠炎

十二指肠炎是指发生于十二指肠的炎症，分为原发性和继发性两种。原发性的也称非特异性十二指肠炎。本病患者以青壮年居多，主要表现为消化不良、食后上腹饱胀、嗳气、反酸、恶心、呕吐等，与慢性胃炎和十二指肠溃疡相似，疼痛可有周期性和节律性。若有糜烂，可以引起上消化道出血，出现黑便或咖啡样呕吐物。

十二指肠炎饮食原则

①合理安排饮食，尽量少食多餐、细嚼慢咽，定时定量，避免辛辣油腻、生冷及不易消化食物。

②烹调方法应以蒸、煮、炖、烧、烩、焖等较好，不宜采用干炸、油炸、腌腊、滑溜等方法。忌过甜、过咸、过热及生冷食物。

③避免食用能强烈刺激胃液分泌的食物，如咖啡、浓茶、可可、巧克力、过甜食物等；各种香料及刺激性调味品，如味精、芥末、胡椒、辣椒、茴香、花椒等也应加以控制。

④含粗纤维多的食物，如玉米面、高粱米等粗粮，干黄豆、茭白、竹笋、芹菜、藕、韭菜、黄豆芽等要加以限制。坚硬的食物，如核桃、瓜子、开心果、栗子、松子等不宜食用。

十二指肠炎生活调理

①要避免精神紧张，保持心情舒畅，生活环境要相对稳定，这对本病的恢复有积极作用。

②多进行体育锻炼，强健身体机能，提高身体素质。

③保持规律的作息时间，早睡早起，不熬夜，保持良好的睡眠质量。

④注意天气变化，防寒保暖，防止肚子受凉。

十二指肠炎食疗方

 山药番茄煲排骨
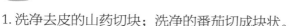

原料： 山药 70 克，番茄 100 克，排骨 130 克，料酒 5 毫升，盐 2 克

做法：

1. 洗净去皮的山药切块；洗净的番茄切成块状。

2. 锅中注入清水大火烧开，将洗净的排骨倒入，余去血水，捞出沥干水分。

3. 砂锅中注入清水烧开，倒入排骨，淋入料酒，拌匀，煮开，倒入山药块，搅拌匀，盖上锅盖，调小火煮 20 分钟。

4. 掀开锅盖，倒入番茄块，拌匀，煮 5 分钟至食材熟透，加入盐，搅匀，将煮好的汤盛出，装入碗中即可。

 虫草花香菇蒸鸡

原料： 鸡腿肉块 280 克，水发香菇 50 克，水发虫草花 25 克，枸杞 3 克，大枣 35 克，姜丝 5 克，盐 3 克，生抽 8 毫升

做法：

1. 将洗净的香菇切片；洗好的虫草花切小段。

2. 鸡腿肉块装碗中，放入生抽、姜丝、盐、枸杞，拌匀，腌渍约 10 分钟。

3. 取一蒸盘，倒入腌渍好的食材，放入香菇片，撒上虫草花段、大枣。

4. 备好蒸锅，烧开水后放入蒸盘，盖上盖，蒸约 20 分钟，至食材熟透，取出蒸盘，稍微冷却后即可食用。

番茄瘦肉芹菜汤

原料： 芹菜45克，瘦肉95克，番茄65克，洋葱75克，姜片少许，盐2克

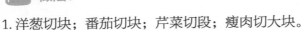

做法：

1. 洋葱切块；番茄切块；芹菜切段；瘦肉切大块。

2. 锅中注入清水烧开，放入瘦肉块，余煮片刻，捞出沥干水分。

3. 砂锅中注入清水烧开，倒入瘦肉块、洋葱块、番茄块、姜片，拌匀，煮1小时至熟。

4. 放入芹菜段，拌匀，续煮10分钟至芹菜熟，加盐调味即可。

艾灸疗法治十二指肠炎

◎ **取穴：** 天枢、神阙、气海、关元

◎ **定位：**

天枢位于腹中部，平脐中，距脐中2寸。

神阙位于脐窝正中，即肚脐。

气海位于下腹部正中线上，当脐下1.5寸处。

关元位于下腹部，前正中线上，当脐中下3寸。

◎ **操作：**

用艾条回旋灸，灸治天枢穴10分钟，一天一次。

用艾条温和灸，灸治神阙穴5～10分钟，一天一次。

用艾条雀啄灸，灸治气海穴5～10分钟，一天一次。

用艾条温和灸，灸治关元穴5～10分钟，一天一次。

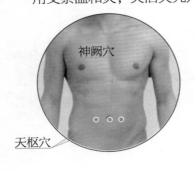
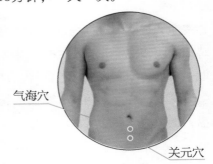

刮痧疗法治十二指肠炎

◎ **取穴：** 天枢、关元、内关、足三里

◎ **定位：**

天枢位于脐中旁开2寸。

关元位于下腹部，前正中线上，当脐下3寸。

内关位于伸臂仰掌腕横纹正中上2寸，两筋之间。

足三里位于小腿前外侧，当犊鼻下3寸，距胫骨前缘一横指（中指）。

◎ **操作：**

在穴位上抹上经络油，用角刮法刮拭天枢穴，以出痧为度，隔天一次。

在穴位上抹上经络油，用面刮法刮拭关元穴，速度适中，以出痧为度，隔天一次。

在穴位上抹上经络油，用角刮法从上向下刮拭内关穴3~5分钟，隔天一次

在穴位上涂上经络油，用面刮法刮拭足三里穴，以潮红发热为度，隔天一次。

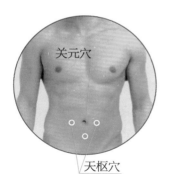

关元穴

天枢穴

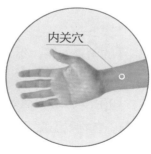

内关穴

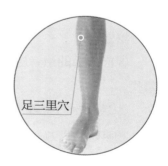

足三里穴

十二指肠溃疡

　　十二指肠溃疡是由于胃液分泌过多和（或）十二指肠黏膜防御功能减弱，导致十二指肠黏膜被胃液中的胃酸消化腐蚀，形成的局部炎性破损，严重时可损伤黏膜下血管或穿透肠壁肌层引起出血或穿孔。应激、长期饮酒和吸烟、长期精神紧张、进食无规律都可能会诱发十二指肠溃疡。十二指肠溃疡典型症状为空腹时上腹痛，上腹痛通常也会呈现出慢性、周期性、节律性的特征。发作时，腹部可有局限、固定的压痛点。疾病缓解期多无明显的症状。

十二指肠溃疡饮食原则

　　①进餐时保持心情舒畅，要充分咀嚼食物。

　　②养成定时进餐的习惯，每餐不要吃得太饱，以免胃过度扩张而刺激胃酸分泌。

　　③症状重的患者应改以碱性的面食为主，不习惯吃面食则以软饭、米粥替代。

　　④忌食刺激性强的食物，如生冷、硬、粗纤维多的蔬菜、水果及浓肉汤、咖啡、巧克力、油炸食品等。食物的温度要适宜，45℃左右最好。

十二指肠溃疡生活调理

　　①家属要督促患者配合医嘱服药，同时帮助患者形成规律的饮食和作息习惯。

　　②加强餐具消毒意识，必要时使用公筷，避免交叉感染幽门螺杆菌。

　　③注意锻炼身体，增强体质，注意劳逸结合。

④定期复查胃镜、幽门螺杆菌情况，根据病情在医生指导下制定和调整治疗方案。

十二指肠溃疡食疗方

腰果西蓝花

原料： 腰果 50 克，西蓝花 120 克，盐 3 克，食用油 20 毫升

 做法：

1. 锅中注入清水烧开，倒入洗净的西蓝花，焯煮约 2 分钟至断生，将焯煮好的西蓝花捞出，沥干水分，装入盘中待用。

2. 锅中注油，冷油放入腰果，小火煸炒至腰果微黄，将腰果捞出来，装入盘中备用。

3. 锅底留油，倒入西蓝花，炒匀，放入腰果，炒匀，加入盐，翻炒约 1 分钟使其入味。

4. 关火，将炒好的西蓝花盛出，装入盘中即可。

黑芝麻拌莴笋丝

原料： 去皮莴笋 200 克，去皮胡萝卜 80 克，黑芝麻 25 克，盐 2 克，鸡粉 2 克，白糖 5 克，醋 10 毫升，芝麻油少许

 做法：

1. 洗好的莴笋切丝；洗净的胡萝卜切丝。

2. 锅中注入适量清水烧开，放入莴笋丝和胡萝卜丝，焯煮一会儿至断生，捞出焯好的莴笋和胡萝卜，装碗。

3. 加入部分黑芝麻，放入盐、鸡粉、白糖、醋、芝麻油，拌匀，将拌好的菜肴装在盘中，再撒上剩下的黑芝麻点缀即可。

按摩疗法治十二指肠溃疡

◎ **取穴：**内关、至阳、脾俞、胃俞

◎ **定位：**

内关位于前臂掌侧，腕远端横纹上2寸，掌长肌肌腱与桡侧腕屈肌肌腱之间。

至阳位于背部，后正中线上，第七胸椎棘突下凹陷处。

脾俞位于背部，第十一胸椎棘突下，旁开1.5寸。

胃俞位于背部，第十二胸椎棘突下，旁开1.5寸。

◎ **操作：**

用拇指指端以顺时针的方向轻轻按揉手臂的内关穴，有节律地一按一松，约3分钟。

用拇指指端用力按背部的至阳穴，操作时按压的力量要由轻而重，使患部有一定压迫感后，持续一段时间，再慢慢放松。

双手同时用拇指指腹揉分别按双侧脾俞穴、胃俞穴，力度由轻到重，揉按1~3分钟，以酸麻胀痛为佳。

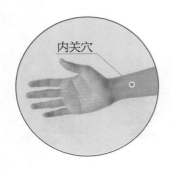
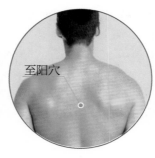
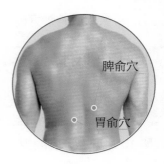

大肠癌

直肠癌、结肠癌多由直结肠疾病恶变而成，以排便习惯改变（排便的次数增多或减少、排便时间延长）、粪便性状改变（常有腹泻，粪便呈糊状或黏液便，或有大便秘结，泄泻与便秘交替）、腹痛（常呈持续性隐痛）、肛门坠痛、里急后重，甚至腹内结块质硬，无压痛或有轻度压痛，身体逐渐消瘦为主要临床表现。中医将大肠癌分为湿热下注型、瘀毒内阻型、脾肾阳虚型、气血两虚型、肝肾阴虚型五个证型。

大肠癌饮食原则

①改变不良的饮食结构、饮食习惯。

②饮食要富有营养而易于消化，要控制脂肪摄入，增加膳食纤维。

③对症食材有油菜、西蓝花、银鱼、海带、鳕鱼、石斑鱼、茄子、海蜇、茴香、羊肚、猪肠、鲢鱼、菠菜、黑米、乌鸡、粳米、荔枝、桂圆、牛奶、桑葚、番茄、猕猴桃、酸奶、银耳、莲藕等。

④对症药材有黄柏、土茯苓、白花蛇舌草、败酱草、川芎、莪术、三棱、肉豆蔻、菟丝子、益智仁、吴茱萸、党参、太子参、山药、黄芪、白术、黄精、百合、枸杞、女贞子等。

⑤忌干、硬食物，忌肥肉、咖啡及辣椒、花椒等油腻、辛辣、刺激性食物，以及油炸、腌制食品。

大肠癌生活调理

①要帮助患者树立战胜疾病的信心，避免不良精神因素的刺激，使其做

到情绪乐观、起居有节。

②积极治疗慢性肠道疾病，痔疾、便血患者定期进行直肠指诊。

③养成定时排便的习惯，注意排便习惯和粪便性状的改变等，有助于大肠癌的预防和早期发现。

大肠癌食疗方

薏米冬瓜老鸭汤

原料： 冬瓜 200 克，薏米、红豆各 30 克，老鸭 750 克，姜 2 片，盐 5 克，食用油适量

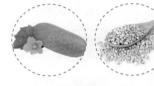

🍲 **做法：**

1. 冬瓜洗净，切成大块；薏米、红豆洗净，浸泡 1 小时；老鸭去毛，洗净，斩件，氽水。

2. 起油锅，下入姜片，将老鸭爆炒 5 分钟。

3. 将 2500 毫升清水放入瓦煲内，煮沸后加入冬瓜、薏米、红豆、老鸭，大火煲开后改用小火煲 3 小时，加盐调味即可。

胡萝卜炒肉

原料： 五花肉 300 克，去皮胡萝卜 190 克，蒜苗 20 克，生抽、料酒各 5 毫升，白糖、鸡粉各 2 克，食用油适量

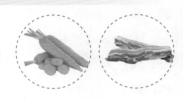

 做法：

1. 洗净的五花肉去皮，切薄片；洗好的胡萝卜去皮，切片；洗净的蒜苗切段。

2. 热锅注油，倒入五花肉，煎炒至其边缘微微焦黄，放入胡萝卜，稍炒 1 分钟至断生，淋入料酒炒匀，加入生抽、鸡粉、白糖炒匀，倒入蒜苗，将食材翻炒 2 分钟至入味。

3. 盛出装盘即可。

阑尾炎

阑尾炎是指阑尾由于多种因素而形成的炎性改变，为外科常见病，分为急性阑尾炎和慢性阑尾炎。急性阑尾炎的原因主要有阑尾管腔阻塞和细菌入侵；慢性阑尾炎多数是由急性阑尾炎转变而来。急性阑尾炎的主要症状有转移性右下腹痛及阑尾点压痛、反跳痛、恶心、呕吐、食欲不振、腹胀、低热、便秘或腹泻等；慢性阑尾炎患者经常有下腹疼痛，部分患者仅有隐痛或不适感。急性阑尾炎早期诊治可在短期内康复，如果延误诊断和治疗，可引发严重的并发症，如阑尾穿孔致腹膜炎，甚至造成死亡。

阑尾炎饮食原则

①饮食宜清淡，忌食过于肥腻、辛辣刺激的食物，如肥肉、奶油、黄油、辣椒、芥末、姜、蒜、烈酒、浓咖啡、浓茶等。温热性质的动物肉，如牛肉、羊肉也要少吃。

②多食富含纤维的食物，如芹菜、白菜、莴笋、红薯、紫薯、南瓜等，以使大便保持畅通。

③多吃具有清热解毒利湿作用的食物，如绿豆、豆芽、苦瓜、白菜、番茄、茭白、胡萝卜、白萝卜、冬瓜、南瓜、黄瓜、芒果、苹果、梨、柠檬、橄榄等。

④饮食要有规律，不要暴饮暴食，不要过度贪凉，尤其不宜过饮冰啤酒以及其他冷饮。

阑尾炎生活调理

①饭后切忌快走或跑，以及其他剧烈运动。

②如果患者有慢性阑尾炎病史，更应注意避免复发，平时要保持大便通畅，以降低阑尾炎发病率。

③戒烟戒酒，烟酒的刺激容易刺激胃肠道，加重阑尾炎症状。

阑尾炎食疗方

红糖山药粥

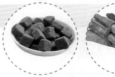

原料：大米 80 克，去皮山药 150 克，红糖 30 克，枸杞 15 克

 做法：

1. 洗净的山药切厚片，切粗条，改切小块。

2. 砂锅中注入适量清水烧开，倒入大米，拌匀，加入切好的山药，盖上盖，用大火煮开后，转小火续煮 1 小时至食材熟软。

3. 揭盖，放入枸杞、红糖，焖 5 分钟至食材入味即可。

芸豆红腰豆糙米粥

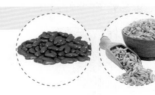

原料：水发大米 110 克，水发糙米 130 克，水发芸豆 100 克，熟红腰豆 90 克，冰糖 40 克

 做法：

1. 砂锅中注入适量清水大火烧开，放入泡发好的糙米、大米、芸豆，搅拌匀，盖上锅盖，烧开后转小火煮 20 分钟至食材熟软。

2. 掀开锅盖，倒入红腰豆、冰糖，搅拌片刻，续煮 10 分钟至入味即可。

大枣山药炖猪蹄

原料：猪蹄 230 克，大枣 30 克，去皮山药
80 克，冰糖 15 克，姜片少许，盐、鸡粉各 1 克，
胡椒粉 2 克，料酒 5 毫升

做法：

1.洗好的山药切滚刀块；猪蹄氽水捞出，沥干水分。

2.砂锅中倒入猪蹄，放入冰糖，注入清水，煮开，倒入料酒、大枣、姜片、山药，拌匀，炖 60 分钟，加盐、鸡粉、胡椒粉调味，盛出即可。

按摩疗法治阑尾炎

◎ **取穴：** 阑尾、曲池、合谷、劳宫

◎ **定位：**

阑尾位于足三里穴直下2寸，膝膑以下约5寸，胫骨前嵴外侧一横指处。

曲池位于屈肘成直角，肘横纹外侧端与肱骨外上髁连线的中点处。

合谷位于手背第一、二掌骨之间，约平第二掌骨中点处。

劳宫位于手掌心，当第二、三掌骨之间，偏于第三掌骨，握拳屈指时中指尖处。

◎ **操作：**

将食指中指并拢，用两指指腹揉按阑尾穴3~5分钟。

用拇指弹拨曲池穴3~5分钟。

用拇指指尖用力掐揉合谷穴100~200次。

用拇指揉按劳宫穴100~200次。

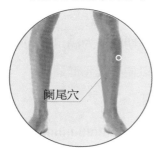
阑尾穴

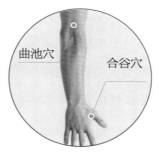
曲池穴　合谷穴

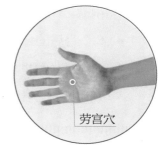
劳宫穴

附录 不同人群养肠道小妙招

0~3 岁婴幼儿

在孕期，胎儿的消化道内是无菌的。婴儿出生后24～48小时，肠道就出现了细菌，随着婴儿逐渐长大，肠道菌群也变得复杂，一般到2岁的时候，幼儿的肠道菌群已经接近成年人。婴幼儿肠道黏膜发育较快，但是肠肌层发育较慢，肠道功能不够完善，对食物的消化、吸收和废物的排泄都受到一定的限制。如果喂养不当，容易引起婴幼儿消化功能紊乱和营养不良，很容易发生消化不良、腹泻、便秘等肠道疾病，不利于婴幼儿健康成长

0~1 岁婴儿时期饮食原则

- 1~3 个月内的婴儿以母乳喂养最适宜，母乳中的营养素齐全，能全面满足婴儿生长发育的需要，这些营养素既与婴儿肠道功能相适应，亦不会增加婴儿未成熟肾脏的负担。

- 限盐。3 个月内的婴儿从母乳或配方奶中吸收的盐分就足够了。

- 5 个月后的婴儿可慢慢添加辅食。在母乳喂养期间，为满足婴儿迅速发育的营养需要，可逐步添加辅食，以便婴儿肠道适应从单纯靠母乳营养逐步过渡到辅食营养的过程。

- 辅食添加的原则是：先单纯后混合；先液体后固体；先谷类、水果、蔬菜，后蛋黄、鱼、全蛋、肉。4~6 个月可适当增加一些水果泥、菜泥。

- 至婴儿 1 周岁前，食物应尽量避免含盐量或调味品多的家庭膳食，但是随着生长发育，婴儿肠胃和肾功能逐渐健全，盐的需求量会逐渐增加，可将食盐量每日控制在 1 克以下。

1~3 岁幼儿时期饮食原则

- 1~3 岁幼儿膳食从婴儿期的以乳类为主过渡到以谷类为主，奶、蛋、鱼、禽、肉及蔬菜和水果为辅的混合膳食。

- 供给优质蛋白质，每日供给牛奶或相应的奶制品不应少于 350 毫升。

- 幼儿的每周食谱中应安排一次海产品，以补充视黄醇、铁、锌和碘。

- 幼儿的食物烹调宜采用清蒸、水煮，不宜添加味精等调味品，以原汁原味最好。

- 每日 4~5 餐，除三顿正餐外，可增加 1~2 次点心，进餐应该有规律。

- 晚饭后除水果或牛奶外，应逐渐养成不再进食的良好习惯，尤其睡前忌食甜食，以保证良好的睡眠，预防龋齿。

推荐食物

- 4~5月龄，添加的食物包括米糊、粥、水果泥、菜泥、蛋黄、鱼泥、豆腐。
- 6~9月龄，添加饼干、面条、水果泥、菜泥、全蛋、肝泥和肉末。
- 10~12月龄，添加稠粥、稀饭、面包、馒头、碎菜及肉末。
- 1~2岁可添加富含优质蛋白质的鱼、虾；富含膳食纤维与胡萝卜素的胡萝卜泥、南瓜泥；防止便秘和辅助治疗腹泻的苹果泥。
- 2~3岁可添加粗粮，以补充B族维生素，如小窝头、燕麦粥；富含蛋白质的豆腐、豆浆；增强免疫力的香菇；富含膳食纤维、维生素C和矿物质的黄绿蔬菜。

学龄前儿童

学龄前儿童指的是3~6岁的儿童。这一时期的儿童活动能力增强，乳齿已长齐，咀嚼能力增强，肠道的消化、吸收能力提高。此时正是儿童身体迅速生长发育的重要时期，需要为儿童增加各种营养，所以要注重学龄前儿童的膳食平衡，应掌握饮食品种多样化、荤素菜搭配、粗细粮食交替的原则，以避免因营养不全而引发各种儿童肠道疾病。其次，除主餐外，还可在下午加点心1次，以补充能量。

饮食原则

- 清淡少盐，多喝白开水。为保护孩子较弱的肠道，饮食应少油、少盐，更不能添加辛辣刺激的调味品。每天至少要喝1200毫升左右的白开水。

- 每日膳食中应有一定量的牛奶或相应的奶制品，适量的肉、禽、鱼、蛋、豆类及豆制品，以供给优质蛋白质。

- 为解决无机盐和维生素的不足，应注意新鲜蔬菜和水果的摄入，并建议每周进食一次富含碘、锌的海产品。

- 纯能量（食糖等）以及油脂含量高的食物不宜多吃，以避免出现肥胖和预防龋齿。

- 烹调上由软饭逐渐转变成普通米饭、面条及糕点，避免油炸、油腻、质硬或刺激性强的食品。

推荐食物

- 提供充足热量的主食类：大米、小米、玉米、燕麦等。

- 富含维生素和矿物质的蔬果类：西蓝花、白菜、菠菜、冬瓜、黄瓜、胡萝卜、白萝卜、苹果、梨、香蕉、猕猴桃、柚子、橙子、橘子等。

- 富含钙及蛋白质的肉蛋奶类：瘦肉、牛肉、鸡蛋、牛奶、酸奶、草鱼、鲈鱼、豆腐、豆浆等。

学龄儿童

学龄儿童指的是6~12岁，小学阶段的孩子。此时期的儿童咀嚼能力与肠道消化能力都基本接近成人，而且独立活动能力逐步加强，可以接受成人的大部分饮食，但是他们的肠道消化功能仍不能与成人相比，其膳食应特别烹制，既要保证营养，又要使膳食适应儿童肠道特点。此时期的儿童各项器官发育成熟，需要的能量与营养素接近或超过成人，应供给平衡膳食。若学龄儿童膳食能量不足，影响肠道功能，可出现消化不良、营养吸收不好的情况，从而导致抵抗力下降，使儿童身体不能适应这一阶段的生长需求。

饮食原则

- 学龄儿童要注重饮食多样化，以保证摄入全面的营养，促进消化系统的发育。

- 谷类及豆类食物的供给量为 300~500 克，以提供足够的能量及较多的 B 族维生素。

- 三餐要有规律，定时定量，尤其是早餐要吃好。因为三餐规律可使大脑皮质的食物中枢形成定式，使肠道有规律地活动，提高食物的消化吸收率，而早餐所摄取的营养占全天摄取营养的 30% 左右，所以早餐一定要吃好。

- 学龄儿童应在老师协助下继续进行良好生活习惯及卫生习惯的培养，少吃零食，控制食糖的摄入。

||||||||||||||||||||||||||||||||||| **推荐食物** |||||||||||||||||||||||||||||||||||

- 可补充膳食纤维、保持肠道健康的食物：如玉米、燕麦。

- 富含优质蛋白质的食物，如动物性食品及干豆类、硬果类。

- 吸收和利用率高的含钙食物，如乳类、小鱼和虾皮、骨泥、骨粉等。

- 含锌丰富的食物，如海产品、瘦肉、动物内脏、鱼及硬果类等。

- 黄绿色蔬菜中的胡萝卜素能在体内转变为维生素 A，应多食用。

- 富含 B 族维生素的动物肝、肾、心，奶、蛋、绿叶蔬菜和豆类。

- 维生素 C 含量高的食物，如新鲜的蔬菜和水果。

孕产妇

　　妊娠期妇女常常伴有消化功能的改变。牙龈肥厚，易患牙龈炎和牙龈出血；胃肠平滑肌张力下降、贲门括约肌松弛、消化液（胃酸、胃蛋白酶为主）分泌量减少、胃排空时间延长、肠蠕动减弱等，易出现恶心、消化不良、呕吐、胃反酸、便秘等妊娠反应。但对某些营养素的吸收却增强，如对钙、铁、叶酸、维生素B_{12}等的吸收都比妊娠前有所增加，尤其是在妊娠的后半期。

饮食原则

- 妊娠早期膳食应以清淡、易消化、口感好为主要原则，减轻孕妇肠道负担，预防便秘。

- 妊娠中、晚期的膳食应广泛选择和食用新鲜的乳、蛋、禽、鱼、肉、蔬菜和水果等，以保证母体和胎儿对营养素的需求，同时保证肠道健康。

- 为防止孕期便秘，可多选用膳食纤维丰富的蔬菜、水果及薯类，能有效促进肠道蠕动，有利于排便。

- 乳母每天应喝牛奶以补充钙，还要多食水果、蔬菜及一定比例的粗粮，多喝鱼汤、鸡汤、猪蹄汤及骨头汤等，有利于维持肠道健康。

- 对牛奶过敏者和不喝牛奶者每天要适量补充维生素 D，以促进肠道对钙的吸收。

推荐食物

- 富含矿物质、维生素和膳食纤维的食物：如黄瓜、番茄、木耳、香菇、紫菜、香菜、芹菜、苹果、猕猴桃等。

- 能提供优质蛋白质、钙及维生素的食物：如鱼、肉、鸡蛋、鲜奶、奶粉等。

老年人

老年人生理代谢的特点：①运动功能的改变：主要表现在牙齿部分或全部脱落，肌肉及骨骼的结构和功能也逐渐退化，导致咀嚼功能减退，吞咽功能欠佳，食物不易嚼烂。老年人在食物选择上受到限制，只能进软食、精食，结果容易造成消化不良、便秘及相应营养素缺乏。②吸收功能的改变：老年人由于胃酸及各种消化酶的分泌减少，肠壁供血欠佳以及肠壁黏膜萎缩、小肠上皮细胞数量减少，使小肠对木糖、钙、铁、维生素B_1、维生素B_{12}、维生素A、叶酸以及脂肪的吸收减少。

饮食原则

- 饮食多样化，才能利用食物营养素的互补，达到营养均衡的目的。
- 主食中包括一定量的粗粮、杂粮，可以增加肠道蠕动，防止便秘，有利于维护肠道的健康、减少肠癌的发生。
- 每天饮用奶或食用奶制品，这些都是钙的最好食物来源，摄入充足的奶类有利于预防骨质疏松症。
- 适量食用动物性食物。禽肉和鱼类的脂肪含量较低，较易消化，适合老年人食用。
- 多吃蔬菜、水果等含膳食纤维、维生素、矿物质较多的食物。

推荐食物

- 谷类、粗杂粮类：如麦面、玉米、小米、荞麦、燕麦等。
- 富含钙及蛋白质的肉蛋奶类食物：如瘦肉、鸡蛋、牛奶、酸奶、草鱼、鲈鱼、海鱼、牡蛎、豆腐、豆浆等。
- 富含膳食纤维、维生素、矿物质的食物：如马齿苋、油菜、花菜、胡萝卜、黄瓜、番茄、木耳、香菇、紫菜、香菜、芹菜、苹果、香蕉、猕猴桃等。

改善肠道 打造身体好免疫

更年期妇女

更年期妇女由于体内激素的变化，肠道的营养代谢有几个特点：①更年期妇女的基础代谢量减小，热能消耗降低，相应的，肠道蠕动变慢，更容易发生便秘。②含糖多的甜食应加以限制，食糖过多会促使肝脏内形成过多的脂肪，引起脂肪肝及肥胖，加重肠道负担。③由于激素的影响，有些人会表现出腹泻、腹胀之类的肠易激症状。④一些全身性疾病（如糖尿病、尿毒症）等，会导致排便功能受损，可造成控制肠道的自主神经病变，导致排便障碍。因此，更年期妇女的饮食对妇女尤其重要。

饮食原则

- 多食富含钙质的食物。钙有抑制脑神经兴奋的作用，当大脑中没有充足的钙时，就会情绪不安，容易激动，情绪不稳定很容易影响肠道功能，引发肠易激症状。

- 常食富含维生素的食物。膳食中补充一定量的维生素有助于女性维持肠道健康。

- 清淡饮食。有助于减轻肠道压力，预防便秘。

推荐食物

- 富含蛋白质的食物：如牛奶、鸡蛋、瘦肉、鱼类、鸡肉及大豆等。
- 含高钙的食物：如虾皮、海带、紫菜、牡蛎、海藻等。
- 最好食用植物油，如玉米油、豆油、花生油等。
- 富含胡萝卜素、无机盐和维生素的蔬菜水果：如小白菜、芹菜、菠菜、生菜、西蓝花、橙子、苹果、草莓等。